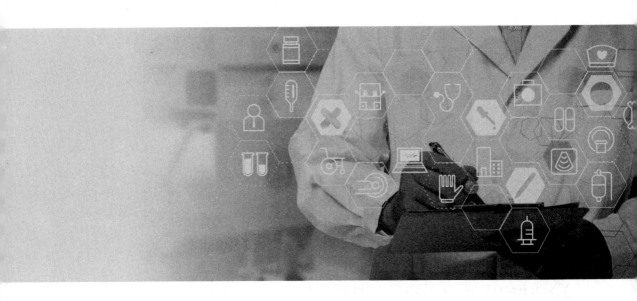

医学教育与医院管理研究

田光波　田庆芬　曾　娜◎主　编

陈　艳　兰利莹◎副主编

U0302551

四川科学技术出版社

图书在版编目（CIP）数据

医学教育与医院管理研究 / 田光波，田庆芬，曾娜
主编；陈艳，兰利莹副主编 . —— 成都：四川科学技术
出版社，2023.12（2024.7 重印）

ISBN 978-7-5727-1208-1

Ⅰ . ①医… Ⅱ . ①田… ②田… ③曾… ④陈… ⑤兰
… Ⅲ . ①医学教育—研究②医院—管理—研究 Ⅳ .
① R-4 ② R197.32

中国国家版本馆 CIP 数据核字（2023）第 237396 号

医学教育与医院管理研究

YIXUE JIAOYU YU YIYUAN GUANLI YANJIU

主　　编　田光波　田庆芬　曾　娜
副 主 编　陈　艳　兰利莹

出 品 人　程佳月
责任编辑　李　栎
助理编辑　王　芝　魏晓涵　范贞玲
封面设计　星辰创意
责任出版　欧晓春
出版发行　四川科学技术出版社
　　　　　成都市锦江区三色路 238 号　邮政编码 610023
　　　　　官方微博 http://weibo.com/sckjcbs
　　　　　官方微信公众号 sckjcbs
　　　　　传真 028-86361756
成品尺寸　185 mm×260 mm
印　　张　7
字　　数　158 千
印　　刷　三河市嵩川印刷有限公司
版　　次　2023 年 12 月第 1 版
印　　次　2024 年 7 月第 2 次印刷
定　　价　56.00 元
ISBN 978-7-5727-1208-1
邮　　购：成都市锦江区三色路 238 号新华之星 A 座 25 层　邮政编码：610023
电　　话：028-86361770

■ 版权所有　翻印必究 ■

编 委 会

主　编：田光波　田庆芬　曾　娜

副主编：陈　艳　兰利莹

编　委：田光波　田庆芬　曾　娜
　　　　陈　艳　兰利莹　凌沛学
　　　　杨　露

PREFACE
前言

　　医学诞生于人类自古以来不断抗击疾病的实践过程中，并在实践中不断完善与发展。这些抗击疾病的经验汇聚成的宝贵财富，被用于培养未来的医学人才，于是逐渐产生了医学教育。随着知识量的扩大和社会对医学人员需求量的增加，医学教育也越来越规范化。医学教育旨在培养符合社会需要的医学人才，其内容既包含基础知识、专业技术，又包含职业伦理、职业操守、职务标准等，现已形成了一个完整、系统、持久、全面、多元的教育体系。

　　本书分为医学教育与医院管理两个部分。在医学教育层面，本书总结了国内外医学教育改革和发展的宝贵经验，从医学教育的历史与发展出发，对各种医学教学模式与方法进行了详细的介绍。本书还重点论述了医学科研精神教育，包含转化理念下的科研创新与临床决策、临床中科学决策的"陷阱"、不确定型决策在临床中的应用，可以为医学教育工作者提供更多的参考与借鉴，可以为广大医学生掌握各种学习方法、提高学习效率、提高自主学习能力、培养终身学习能力提供帮助。同时，本书对目前正在全国范围内进行的医学教育方法改革具有现实的应用价值。在医院管理层面，本书系统介绍了近年来我国在医院管理实践中广泛应用或正在逐步引入的医院管理理论与方法，主要包括医院管理学概述、医院卫生应急管理、医院感染管理等。本书在编写时，力求将理论与实践相结合，以满足我国卫生管理专业的医学生、医学教育工作者、医院管理者、卫生行政管理者与医学教育研究者学习和运用的需要。

编　者

2023 年 10 月

CONTENTS
目 录

第一章　绪论

第一节　医学教育概述

一、医学教育的概念

医学教育旨在通过有针对性、系统性、规范性的教育活动，培养医学人才，满足社会对医疗技术和医疗服务人才的需求。医学教育不仅包括大学水平的医学院校教育，还包括医学生毕业后住院医生培训、专科医学培训以及其他相关的继续教育。

医学教育是一个培养医学人才的三阶段连续统一体的终身教育过程。第一阶段称为医学院校教育或基本医学教育，是指医学生在医学院校接受人文科学、基础医学、预防医学和临床医学等多学科教育，并掌握医学的基础知识、基本理论和基本技能的过程。第二阶段称为毕业后医学教育，是指医学生从医学院校毕业后，进入医疗机构接受住院医师规范化培训，同时考取国家执业医师资格证的过程，这个过程一般需要 3～5 年的通科培养，合格后再向某一专业方向发展并成为专科医师或全科医师。第三阶段称为继续职业发展或继续医学教育，是指医师在完成毕业后医学教育以后，为了跟上医学科学的发展和满足社会需求，继续不断掌握新技能的终身教育过程。这三个不同的阶段应紧密衔接，以形成连续、统一的医学教育全过程。

近年来，由于社会的进步和医学领域的发展，学者们关于医学教育的研究已经不再局限于传统的理论和观念，而是积极拓展其内涵，形成了更为广义的医学教育概念，提出医学教育是一个从中学教育一直延续到临床医生继续教育的阶段性、连续性过程。在这个全新的时期，原始资源和技术的积累尤为重要。把医学知识引入中学课堂对于培养未来可能的医学人才具有重要意义。在中学时期，人们就会开始思考并规划自己的未来，对于怀有医学抱负的人而言，这样可以帮助他们更好地把握未来的发展方向，以便他们实现自己的梦想。医学管理和医学教育应放在整个社会大环境中来思考和认识，应从诊治患者的医疗职责角度思考医学和医学教育在社会体系中的作用。同样，我们也不能忽视医学教育对于构建医学与健康体系的重要性。医学教育不仅可以满足当下的需求，还可以推动未来的发展。在医学教育的各个阶段中，重点应该集中于提高学生的批判性思考能力、加强实践锻炼以及创新意识，以便让学生获得全面的知识，并且拥有良好的社会责任感，而不是死记硬背、生搬硬套课本内容。只有正确的引导，才能够培养出敢于和乐于拥抱未来、拥抱挑战、拥抱变革的年轻人，使医学事业不断向前发展。

二、医学教育的特点

医学教育的基本特点包括以下 4 个方面。

（一）厚基础与长周期

医学作为基本生物学知识、实验室检测、诊疗方法、药物治疗、疾病预防等多学科交叉融合的整体性领域，是一门基础科学与实践科学相结合的综合性应用学科。医学往往随着基础学科和科学技术的发展而发展。例如，微生物学的发展促进了医学病原学和免疫学的创立；显微镜的发明促进了细胞学、细胞病理学的创立；消毒、灭菌理论的提出促进了外科无菌手术学的创立；医学分子生物学的创建为揭示生命深层次的奥秘奠定了基础。可见，在医学教育过程中，不仅要强调对自然科学基础知识的教授、讲解，更应加强对学生创造性思维的培养。此外，医学还是一门生命科学，具有庞大的知识体系，且分科细致，为了使学生有效掌握各科的相关知识，医学教育课程多、学时长，需要实行长学制，并且注重终身教育。

（二）实践性与经验性

众所周知，医学是一门实践性很强的学科。医学面向的对象主要是人，而个体之间存在着独一性和差异性。无论是正常生理情况下个体体质的差别，还是病理情况下人体所表现的异常现象，都需要通过大量的实践、观察、记录才能形成较为完善的认知，特别是在临床阶段，还要时时掌握人体千变万化的疾病现象。经验性的知识往往是对既往实践的总结，具有很高的实际意义和学习价值。同时，医学教育不仅要重视理论知识的讲授，还应重视临床实践，应将理论与实践有机结合，并且要让学生学会在实践中总结经验。

（三）专科性与通科性

近年来，由于医学科学的飞速进步，临床医学的分科越来越细。例如，目前临床普遍将内科、外科等分为三级学科，特别是在大型的综合性医疗机构或高校的附设医疗机构中，内科被划分成消化内科、呼吸内科、肾脏内科、神经内科和心血管内科等专科，以满足患者的多样化需求。然而，在医学教育中，内科学、外科学、妇产科学和儿科学依然按照二级学科的标准来设置课程，这就意味着，在医学教学中，一门课程需要多位教师共同配合才能完成，包括讲课、带实习生、编教材、写教学大纲、命题考试、开展教学活动等，因此，医学院校的教师较多，而学生相对较少，师生人数比也较高。

（四）社会性与公益性

医学与人类社会的生产和生活联系密切，因此，不仅要开展医院中的临床医疗，还要开展生产基层单位和生活社区的医疗康复、预防、保健工作，使医疗保障深入人们的日常生活。医学兼有自然性与社会性的双重属性，在教学中要注重"生物－心理－社会"医学模式的转变，加强对学生人文素质的培养，提高其综合素质。此外，应再次明确医学面向的主体是人，人人享有卫生保健的权利，救死扶伤是医护人员的"天职"，对人民群众的医疗、康复、预防、保健，必须以公益性为主，使人们看得上病、看得起病、看得好病。

第二节　中国医学教育的历史

医学是在人类长期与疾病做斗争的实践过程中产生和发展的，为了把积累的医疗经验传给下一代，在中国古代以师徒相传的方式进行。随着医学知识的增加和人们对医疗人员需求量的增长，规范、系统的医学教育模式逐渐形成，其诞生与发展经历了一个漫长而又复杂的过程。随着时代的发展，中国的医学教育大致经历了古代医学教育、近代医学教育和现代医学教育三个阶段。从古代的传统医学教育走向现代的多元化医学教育，我国的医学教育逐渐形成了与西方截然不同的医学教育体系。目前，我国医学有中医与西医两个体系，因此医学教育也分为中医学教育与西医学教育两种。这两种体系相互影响、相互促进，使得中国的医学教育更加完善、更加全面。

一、中国古代医学教育

中国古代医学教育指远古时期至鸦片战争前的医学教育，可以分为萌芽阶段、师徒式教育阶段和学院式教育阶段三个历史阶段。这三个阶段的教育模式各有特点，但都有助于中国古代医学教育的发展。

（一）萌芽阶段

此阶段可追溯到远古时期，一直到公元前 22 世纪。该阶段人类的医疗卫生活动和医学教育活动处于萌芽状态，与其他社会活动紧密结合，并未完全脱离生产劳动和社会活动。当时没有专业的医生，也没有文字和书本，因此，医疗卫生经验和知识的传播只能依赖于口头传播和观察模仿。在人类的原始生活中，人们可以获得基本的医疗卫生服务，而且这些早期的医学经验也被世世代代传承了下来。

（二）师徒式教育阶段

此阶段始于公元前 22 世纪，止于公元 5 世纪，即始于奴隶社会，盛行于封建社会初期。

奴隶社会时产生了文字，巫医作为一种专职人员开始与其他劳动者分离。周朝时期，出现了四种不同的专职医生：食医、疾医、疡医和兽医。该阶段的医学教育模式主要是师徒式的教学模式，师长教什么，学生就学什么，没有明确的规范。随着社会生产力的发展，人们逐步积累了医疗卫生活动的经验和知识，丰富了医学教育活动的手段。这一阶段，国家开始设立专门的医药活动管理机构，建立医生的考核制度，这些举措为专职医生的出现创造了一定的条件，使师徒式教育得到了进一步发展。

（三）学院式教育阶段

学院式教育阶段又称为传统医学教育阶段，从公元 5 世纪到近代，长达 1 400 年。它的历史可以追溯至南北朝时期，那时我国已出现了医科学校，比国外最早的意大利萨利诺医科学校还要早 400 多年；到了唐宋时期，学院式医学教育达到高峰，我国古代医学教育发展迎来鼎盛时期。隋唐时建立中央的太医署，旨在满足皇室、王公大臣以及贵族的医学需求，并负责医学教育；中央及地方州、府、县都有医疗管理机构。北宋更是特别成立了太医局，使医学教育正规化、完善化，不再仅是政府的附属职能，成为国家官学系统的组成之一。

在唐代，太医署内设医学部和药学部，医学部设立四个专业：医科、针科、按摩科和咒禁科。对基础课与专业课已有了较为明确的划分。学生先要学习基础课，再学习临床各专业课；教学方式主要采用师徒式教学，注重理论与实践相结合。在学习的各阶段都有严格的考试，并实行优胜劣汰的管理制度。

此后，中国的医学教育沿袭唐代的医学教育方式直至明代，政府重新审视医学教育体系，在原本的基础上，增设了伤寒科，并将咒禁科取消；同时编写了大量的医学教科书和教学辅助读物，如《医学入门》《医经小学》等。

二、中国近代医学教育

中国近代医学教育从近代（鸦片战争后）开始，至 1949 年中华人民共和国成立结束。中医学和西医学教育在近代开始交叉渗透，两者的融合发展一直持续至今。1805 年英国东印度公司船医皮尔逊来华开设医药局，1835 年美国传教士伯驾在广州开设了眼科医局。1866 年，嘉约翰于广州创立的博济医学堂，是第一所由外国人主导的医疗学校，学制为三年，并且只接受男性学生，学校开设包括解剖学、生理学、药学、化学、外科学、内科学以及中医学等多项课程。此后，浙江医学专门学校（浙江大学医学院前身）、震旦大学医学院（上海交通大学医学院前身）、上海德文医学堂（同济大学医学院前身）等医学院校相继成立，纷纷开展医学教育，为当时的医学发展做出了重要贡献。随着洋务运动的推进，一些洋务派官员借鉴西方医学教育的模式，兴办了医学堂，其中最早的公立医学堂是北洋医学堂，其前身是李鸿章于 1881 年在天津市创办的医学馆，之后袁世凯又建立了北洋军医学堂。辛亥革命之后，由于中国知识分子开始自办医（药）院校，如颜福庆于 1927 年在上海创办第四中山大学医学院（复旦大学上海医学院前身）。至 1937 年，据教育部医学教育调查统计，全国已有各类医学校及专修科等总计 33 所，主要分布于上海、南京、广州、济南等地。

西方医学的传入使中国传统医学受到猛烈的冲击，然而，热爱中医、有志发展中医学的医学家们，仍然坚持着自己的信念，为拯救和继承发展我国这一传统医学，在接纳并吸收西方医学先进的教育制度的同时，开设了许多中医学校，比如 1910 年创办的镇江自新医学堂、1917 年创办的上海中医专门学校等，以此来推动我国中医学教育的发展与进步，达到保护、弘扬、推广中医文化的目的。在这百年之中，我国传统医学教育与西方医学教育并立，传统中医学与西方近代医学相互渗透、交融，为我国现代医学与医学教育的建设和发展奠定了良好基础。

三、中国现代医学教育

从 1949 年中华人民共和国成立以来，我国的医学教育事业蓬勃发展，成就显著。如今，中国现代医学教育已经成为医学教育现代化的重要发展阶段。这个阶段大致以改革开放为界划分为两个时期，即 1949—1978 年、1979 年至今。

（一）1949—1978 年

在这一阶段，我国医学教育得到了巨大的发展。这一阶段医学教育的主要成果是扩大规模、增设专业、扩展布局、增强师资力量和改善教学条件，为我国培养了一大批医药卫生人才。

（二）1979 年至今

这一时期是中华人民共和国成立后医学教育建设与发展的最好阶段。国家确立了科教兴国的基本国策，制定了一系列的教育政策、法规，扩大教学规模、调整专业类别，有计划地开展了教学改革与教学研究。这一阶段，医学教育的改革涉及多个方面，主要表现为：①吸取国外医学教育先进的经验和教育思想，更新与转变教育理念，明确以人为本的教学思想，确立以学生为主体、教师为主导的教学模式，注重培养医学生的知识能力与综合素质。②转变医学模式，根据社会需要确立培养目标，改革单一的培养模式，更新课程体系与教学内容，提倡使用多种形式的教材，采用多样化的教学方法，应用现代化的教学手段，提高医学教育工作者与管理者队伍的综合素质，实行科学、现代化管理，开展教育评估，建立教学研究立项和奖励制度等。

第三节　现代医学教育的发展

一、现代医学教育理念

医学是一门关乎人类生命与健康的重要学科，以人为中心，拥有极高的专业性和人文性，具有教育成本高、培养周期长、社会关注度高的特点，因此，医学与其他学科的教育有着明显的不同，其应遵循的教育理念如下。

（一）树立学校教育与国家经济和世界发展相适应的办学思想

随着国际新技术革命的不断推进，以及我国现代化建设的不断深入，国家对医学教育提出了更多、更高的要求。现代医学教育应站在世界高等医学教育发展的高度，实行医学教育的全球化，切实加强教育同社会需求和发展的联系。

（二）确立厚基础、宽口径的医学基础教育理念

为确保我国从业医师始终具有与时代相适应的专业能力，必须建立一个完整的三阶段连续体系，即医学院校教育、毕业后医学教育、继续职业发展（继续医学教育），这样才能使我国高等医学教育不断向前发展。因此，高等医学在校教育要实行拓宽口径的通科教育方法，为医学生进行毕业后医学教育和继续医学教育打下坚实的基础。

（三）形成理论与实践、知识与能力相统一的观念

重视实验、临床实践，以此作为医学教育理论与实践的结合点，使基础医学与临床医学在教学中相互渗透，这是培养医学生认识与解决问题、独立思考、综合运用知识等能力的重要途径和环节。此外，还应让医学生熟悉并掌握"学会学习""学会创造"的科学方法，努力学习必要的专业技能，积极汲取临床实践的精华，扎实循证医学的基础。医学教育工作者在传授知识、培养能力的同时，还应促进医学生综合素质的发展，包括理论水平、专业水平、职业水平以及个性特征的完善，以培养基础扎实、知识面宽、能力强、素质高的人才。

（四）确立以学生为主体、教师为主导、医术与医德相结合的观点

在教学过程中充分发挥学生的主体作用，让学生积极主动学习，注重学习教师在教学和医疗卫生实践过程中展现出的优秀思维方法、临床经验与医风医德；教师应积极对学生给予引导和帮助，注重学生的个体差异，做到以人为本、因材施教，充分发挥学生的自觉性、独立性和创造性，并采用与此相符的灵活多样的教育方式。另外，教师在传授医术的

同时，更应传授医德、品质，做到以身作则、言传身教。

（五）实施"生物－心理－社会"医学模式，使教学、科研、服务一体化

根据现代医学的发展需要，必须在医学教育的培养目标、课程设置、教学内容、教学方法以及教材中体现医学模式，并深入开展教学改革。把教学、科研和服务有机地结合起来，通过科研活动，培养医学生获取知识的能力、临床实践的能力和创新的能力；通过服务行为，激发医学生的社会参与意识、使命感、责任感，使其主动了解社会现状和服务对象，为今后的工作打下良好的基础，实现多角度、全方位提高人类健康水平的目标。

二、医学教育全球化

21 世纪，世界范围内的变革和发展正以前所未有的速度推动着我们的日常生活向前发展，其中，医疗和健康的发展尤为突出。受国际化进程的深刻影响，医疗全球化已成定势，医学教育全球化也势在必行。

经济一体化促进了医疗全球化发展。我国加入世界贸易组织（WTO）后，WTO 双边协议规定，外国机构可根据需要与中国伙伴设立合资医院或诊所，外国医生可凭本国颁发的专业证书，经中国卫生行政主管部门许可后，在我国提供医疗服务；同样，我国医生得到外国机构认可后，也可在国外从事卫生保健和医疗服务。随着互联网的出现、交通的发展以及全球经济一体化的发展，人与人之间的距离逐渐拉近，地球成为人们共同生活的"地球村"，医学科学也正成为一项全球性的事业。例如，人类基因计划、国际多中心的大规模随机对照临床试验，需要多个国家的科学家共同合作完成；另外，有些国际重大灾害事故需要各国的医疗机构相互协作、相互交流、共同应对。所以，医疗全球化已经成为不可阻挡的趋势。

实现医学教育全球化，首先要有创新教育理念与精神；还要积极宣传，使医学教育全球化的思想深入人心；同时，要着手培养师资，使医学教师不仅具有全球化教育观念，还具备进行全球化教育的能力和水平；要适时地建立世界各地医学院校公认的育人标准，改革和构建新型高等医学教育体系，有效提高教育质量。为此，国际医学教育组织或研究机构应不断地制定出关于本科医学教育的基本要求和国际标准，以此推动全球医学教育质量向着国际认可的水平发展。

三、医学生人文素养教育

医学是一门自然科学与人文科学交叉融合的综合科学，其本质在于对人的关怀，这不仅要求医者要具有广博的自然医学知识，还必须从生理、心理、社会、经济等方面把患者视为一个整体，对患者做到尊重、同情和有耐心。医学人文素养教育可以为实施健康中国战略提供有力支撑，因此，对医学生进行人文素养教育是必行之举。

大学生的基本素养包括人文素养、专业素养和身体心理素养，人文素养是其他基本素养得以养成的基础。人文素养是一个人外在精神风貌和内在精神气质的综合表现。人文素养教育就是将人类优秀的文化成果，通过知识传授、环境熏陶，使之内化为人格、气质、修养，成为相对稳定的内在品格；而医学人文素养教育是一种多层面、全方位的综合教育，是一种文化、精神的渗透，也是一种由外而内潜移默化式的浸润教育。素养教育的核心是人文教育与科学教育的交融，人文素养教育对医学生的成长至关重要，医学教育应以培养具有科学素养和人文素养的人才为目标，不仅要培养医学生的科学精神，更要培养医学生的人文精神。按照现代健康观的基本理念，医学不仅要治病，还要医心，即让患者达到"身体、精神和社会适应方面的完好状态"，这就要求医学生不但要有精湛的专业技术，而且要有高尚的品德和良好的人文素养。另外，现代医学模式是"生物－心理－社会"的模式，这种医学模式充分体现了医学的自然科学属性和人文科学属性。在这种模式下，医学生应达到科学素养与人文素养的统一，只有具备了医学、心理学、伦理学、哲学和社会学等多方面知识，才能使得医学生自身全面、和谐发展，成为既有较高医疗水平，又有良好心理素养和深厚人文底蕴的高素养医学人才，从而适应新的医学模式，顺应当代医学发展的潮流。

当前，对医学院校学生进行创新人文素养教育的要求如下。要从医学教育的理念上进行更新，摒弃通过增加课程、增加学时来加强医学生人文素养教育的观念，因为单纯加几堂课起不到提升学生素养的实质作用。对医学生人文素养的培养是一项系统教育工程，应融入各门课程之中，深入各个教学环节之中，贯穿学习的始终。教师要高度重视人文素养教育，努力提高自身的人文素养，以身作则，教书育人；要全方位、多渠道地对学生进行人文素养教育，将人文素养教育与专业教育融入医学教育的全过程，深入进行教育改革；贯彻"生物－心理－社会"模式。医学教育管理者要结合本校的实际，制定人文素养教育培养方案，改进当前政治课的内容和方式，使其有利于医学生的人文素养的提高，在实际操作的过程中，应讲求实效，避免流于形式。此外，要鼓励学生在校期间参与多种形式的课外人文素养教育活动；要特别重视新生"医学生誓词"的宣誓仪式，使新生将其中的"健康所系，性命相托"作为自己从医的终身座右铭，熟记、力行；要把"医学导论"作为必修课，使医学生在早期就接触临床知识；鼓励学生利用假期参加社会实践活动，了解社会、国情及民情，并为群众服务；鼓励临床学习阶段的学生多与患者接触、谈心，了解患者疾苦，树立为祖国医学卫生事业献身的崇高理想。

第二章　医学教学模式与方法

第一节　以学科为基础的课程体系

一、以学科为基础的课程体系的形成与发展

以学科为基础的课程体系又称为知识中心课程体系，该体系以传授科学知识为主要任务。该体系主张课程体系应以学科分类为基础，各门学科所包含的知识都有其固有的逻辑关系，反映了客观现象的本质和规律。要教育学生正确认识客观世界，就必须按照各门学科固有的逻辑关系，将各门相对独立的学科按照事实、概念、原理、规则和结论加以系统组织。此外，该体系还主张以学科教育为核心，以掌握学科的基础知识、基本理论和基本技能为教学目标。

以学科为基础的课程体系起源于文艺复兴时期，以英国人斯宾塞为代表。斯宾塞认为人类的各种思想、社会活动都离不开科学知识，科学知识具有非常高的价值，自然科学知识在学校教育中应占有最重要的位置。课程应围绕人类生活的五种主要活动设置，即人类维护个人的生命健康活动、生产活动、教育子女的活动、调节自身行为的活动，以及休闲娱乐活动。

20 世纪 30 年代，美国要素主义者提出，人类文化遗产中存在一种"知识的基本核心"，即基本知识、基本技能，这些都是各学科共同的、不变的基本文化要素。要素主义者主张以学科为中心，突出学习的系统性，强调恢复各门学科在教育中应有的地位，严格按照逻辑关系编写各学科教材。

以学科为基础的课程体系的理论主要源于美国心理学家布鲁纳的结构化思想，该思想主张学科的概念、原理及其相互关系是一门学科的基本结构，是组成一门学科的核心内容，必须将这种知识结构作为教育的重点。

经过近 200 年的探索和实践，以学科为基础的课程体系逐步形成和发展，成为占有统治地位的教育体制，当代的教育思想、教育理论乃至教学内容、教学形式、教学方法都有学科的标记。这种课程体系与整个教育体制联系在一起，形成了一套非常完整的理论体系和方法，目前世界上大多数国家的院校都采用以学科为基础的课程体系，我国亦不例外，医学教育更是如此。自分子生物学创立以来，医学便进入了分子时代，新技术、新方法被广泛应

用于医学理论课程及临床实践，以学科为基础的课程体系的弊端越来越突出，故改革的呼声也越来越高。

二、以学科为基础的课程体系的基本方法与特点

以学科为基础的医学课程体系，根据循序渐进的科学原则，将所有医学课程按照学习的时间和进度分为四大类：公共基础课程、医学基础课程、医学桥梁课程和临床医学课程。

（一）公共基础课程

公共基础课程主要包括自然科学、社会科学、实践类课程，一般有数学、物理、化学（包括基础化学和有机化学）、计算机、英语、体育、思想道德修养、法律基础、中国近现代史纲要、医学伦理学、医学心理学、医学导论等。20 世纪 90 年代以前，我国各医学院校的公共基础课程都带有明显的医学烙印，如医用数学、医用物理学、医用化学、医用计算机等；随着高等医学院校逐渐合并到综合性大学，医学公共基础课程由综合性大学的相应学科来承担，这对提高医学生的自然科学素养和人文素养起到了很强的促进作用。在国外将这一基本不接触医学专业知识和临床实践的学习阶段称为"医前期"或"医预科"，许多发达国家的医学院校会安排该阶段的学生到综合性大学去完成学习任务。这些课程一般被安排在第 1~2 学期，少数课程根据循序渐进的原则分别安排在第 3~6 学期。

（二）医学基础课程

医学基础课程主要包括细胞生物学、系统解剖学、局部解剖学、组织胚胎学、生理学、生物化学与分子生物学、病原生物学、医学免疫学、病理学、病理生理学、药理学、医学遗传学等课程。这些课程在教学安排过程中必须按照循序渐进的原则：先正常后异常，先病因后病变，最后处理。我国各医学院校的医学基础课程一般按照以下顺序安排教学：人的正常形态结构、功能机制→生物致病因素→病理形态、功能的改变和机制→药理学处理的原理。这些课程一般被安排在第 2~5 学期，基本不涉及临床实践。为了弥补临床实践的不足，达到早期接触临床的教学目的，许多医学院校要求学生在第 4 学期结束后的暑假到医疗单位完成为期 2 周或以上的临床见习，并向医学院校提交实践总结及单位证明。合格者给予一定的选修课学分。

（三）医学桥梁课程

医学桥梁课程又称医学专业基础课程，这些课程主要介于医学基础课程与临床医学课程之间，既包括临床基本技能训练，也包括临床科研能力训练，旨在帮助学生更好地理解、掌握、运用、创新医学知识，起到一种桥梁衔接的作用。医学桥梁课程主要包括临床病理学、临床药理学、临床免疫学、诊断学、医学影像学、核医学、预防医学、循证医学等。这些课程一般被安排在第 5~6 学期，少量课程被安排在第 2 学期。在学习过程中学生会被

安排一定的时间到临床一线见习。近年来，随着模拟教学的发展，我国各医学院校相继开设了临床技能训练中心，许多临床基本技能训练被安排在实验室进行，逐渐取代了一部分临床一线的见习活动。

（四）临床医学课程

临床医学课程又称医学专业课程，主要包括内科学、外科学、妇产科学、儿科学、眼科学、耳鼻咽喉学、头颈外科学、皮肤性病学、神经病学、精神病学、传染病学、中医学、口腔医学、康复医学等课程，一些开展八年制临床医学专业的学校，还额外开设了急诊医学、肿瘤医学、全科医学、社区医学等课程。这些课程一般被安排在第6~7学期，部分课程被安排在第8学期，也有学校将少量课程安排在第10学期。许多学校过去制定的临床医学课程教学计划，会安排学生到临床一线进行常见病、多发病的见习。受限于法律法规和患者的配合程度，学生见习的效果无法得到保证，现在许多学校取消了课间见习，改为在理论课讲授时通过图片或视频等形式讲授相关内容，将见习的学时调整到实习教学过程中。

在以上四大类课程结束后，学校将为医学生安排为期一年的实习。有的学校将实习分为轮回实习和生产实习两个阶段，其目的是使医学生充分掌握临床工作流程，培养医学生的临床实践能力和临床思维能力，培养医学生成为具有良好素质的初级医师。通过这种素质培养，可确保医学生毕业后能够在上级医师指导下，为患者提供安全有效的医疗服务；保证他们具有坚实的医学基础，能够在日后的工作中进行终身学习，并有能力在医学某一学科领域内进一步深造。

表2-1为我国内地大多数医学院校五年制临床医学专业的以学科为基础的课程体系的课程计划。

表2-1 我国内地大多数医学院校五年制临床医学专业的以学科为基础的课程体系的课程计划

学期	课程类别
1	公共基础课程＋少量医学基础课程
2	公共基础课程＋少量医学基础课程
3~4	医学基础课程＋少量公共基础课程
5	医学基础课程＋医学桥梁课程
6	医学桥梁课程＋临床医学课程
7	临床医学课程
8~10	临床实习

以学科为基础的课程体系的基本教学方法主要包括大课讲授、实验教学、实习教学。大课讲授以传统的"灌输式"教学为主，教师在集体备课的基础上，以大班为单位进行讲

授；也有许多教师在教学过程中穿插启发式教学方式，通过问答与学生进行互动、交流。近年来，部分学校和教师开始使用三明治（Sandwich）教学法来进行教学，即采用视频教学、互联网教学、小组讨论、班级协作、互助教学、班级互助教学等多种教学模式，通过电化教学示范、教师亲自示范、医学生自己动手操作等形式提高教学质量。许多学校对实验教学特别是基础课程的实验教学进行了改革，将原来分散在各门课程中的实验教学内容进行整合，开设专门的形态学和机能学实验课程，在验证性实验教学内容的基础上，增设一定内容的综合性、设计性实验，可以大大提高学生的实验动手能力和科学思维能力。为了提高学生的专业技能，在实习教学过程中许多学校将学生分成小组，并安排在学校附属医院的内科、外科、妇产科、儿科等科室的病房和门诊进行轮转实习，有的学校还会安排一定的时间让学生到基层教学医院实习，适当增加学生动手操作的机会。通过实习，学生不仅可以更好地理解和掌握我国的基础医疗服务内容，还可以更全面地认识和掌握社会环境，同时，许多学校还在学生实习过程中安排了一定比例的小课讲授、教学查房、案例讨论等学习内容。

采用以学科为基础的课程体系，不仅可以很好地满足当前医学教育的需求，还能使学生尽快适应医学课程的学习，从而进一步适应、融入当前的社会环境。此外，以学科为基础，教学的业务工作与所承担的课程教学任务一致，教师的适应性强，教学积极性容易得到保证；课程之间相互配合，前后衔接，序列严格，层次分明，结构严谨，符合人类的认识规律，根据这种循序渐进的科学原则设置的课程，有利于学生从浅到深地掌握医学知识，保证教学质量的稳定性。然而，由于学科之间的差别较大，界限分明，形态与功能分离，正常与异常分离，不利于学生清晰地把握自己的学习目标和保持长期的学习热情。自然科学、社会科学的交叉融合促进了现代医学的发展，这使得现代医学课程种类繁多，学制较长，医学生承受的学习负担很重，压力很大。随着多媒体技术的普及，教师在课堂讲授的知识信息更多，导致医学生的学习负担更重，无法在有限的学习时间内消化太多的知识，不利于教学质量的提高。

第二节　基于器官－系统的课程模式

一、基于器官－系统的课程模式的理论

基于器官－系统的课程模式（OSBCM）是按照人体器官－系统的单位进行讲授的一种教学模式，对基础课程和临床课程同等重视，将两者融为一体。

基于器官－系统的课程模式由美国凯斯西储大学创立并推行，其最初目的在于：①提

供具有综合性和连贯性的课程。②将学生视为独立的个体、同道以及未来的医生。③鼓励学生自学，培养学生自主学习的能力。④不仅教授医学生关于疾病的知识，还要教导他们具有高度的责任心和同理心。⑤提倡"医生是生命的研究者"的理念。

人体是一个有机整体，每个组织或器官虽然有着各自的生理功能，但同时又都是人体整体活动的组成部分。人体的某一部位或器官出现损害，可能会导致一个系统、多个系统甚至全身的病理性变化。因此，医生在诊断和治疗疾病的过程中必须树立整体观念，从系统、整体的角度发现问题、认识问题、解决问题，达到正确诊断疾病并治愈疾病的根本目的。基于器官－系统的课程模式正是秉承上述理念，以人体器官－系统为中心，根据临床的需要，综合、重组基础医学中各个学科的知识，实现正常与异常、生理与病理、机能与形态、微观与宏观等的综合；将临床学科中的各种症状与形态学变化、机能学改变等基础医学中的知识综合。基于器官－系统的课程模式将不同学科按照人体的器官进行系统整合，在课程设计和具体教学活动中，不仅注重各个学科的内容，还重视各个学科之间的关系。既强调有整体的部分，又注重有部分的整体，并且强调系统的整体功能大于各个部分功能之和。

医生是一个特殊的职业，医生与患者的关系是一种特殊的契约关系，即医生应对患者及社会给予的信任承担相应的义务和行使一定的权利。在履行义务和行使权利的过程中，医患沟通必不可少，良好的医患沟通能够明显改善患者心理状况、提高患者对治疗的依从性，从而提高诊疗质量，同时也可避免不必要的医疗纠纷。医患沟通具有专业性，需要一定的沟通技巧，但这种技巧并不是与生俱来的，也难以仅靠自学获得，需要经过专业的学习和培训才能掌握。对医学生的培养不仅要注重教授医学知识，还应重视对医学生交流技能的培训。基于器官－系统的课程模式改变了传统课程的教学形式，将基础医学和临床医学作为两个部分，并对传统课程中的各个学科进行有机整合。整合后的课程使医学生在大学一、二年级就能接触患者，能帮助学生尽早地熟悉医患交流工作的内容，在临床实践中培养与患者及其家属的交流技巧和策略。

二、基于器官－系统的课程模式的实施

1951 年，为了保证基于器官－系统的课程模式的顺利实施，凯斯西储大学曾推行一项根本性的组织变动——打破基于学科的课程体系下按照"系"划分管理和开展教学的局面，成立按照不同器官－系统划分的教学体系，由各相应学科组成"专题委员会"。每个专题委员会负责承担某一特定课程单元的设置和教学等任务，这些课程单元以各器官－系统，或者以细胞生物学、传染病学等专题为基础来区分。这种分类加强了课程计划中不同学科之间的合作，传统学科作为"教学、研究和服务的基本单位"继续存在。

实施过程中，基于器官－系统的课程模式可以被划分为三个不同的阶段，详见表 2-2。

表 2-2　基于器官 – 系统的课程模式的三个阶段

模式阶段	核心课程	课程内容
第一阶段：正常机体生物学	功能解剖和结构	解剖学、影像学等
	胚胎和发育	胚胎学、儿科学等
	显微解剖	组织学、病理学等
	正常器官功能	生理学、细胞生物学、生物化学、遗传学、营养学等
第二阶段：病理机体生物学	器官系统	病理学、病理生理学、肿瘤学、微生物学、免疫学、药物治疗学、毒物学、遗传病学等
第三阶段：临床医学 – 患者管理	社会医学	流行病学、社会学、公共卫生学等
	临床实习	内科学、外科学、妇产科学、儿科学、神经病学等

　　基于器官 – 系统的课程模式的三个相互联系的阶段构成了一个完整的有机教学过程。第二阶段的课程通常被分为呼吸系统、心血管系统、骨骼肌肉系统、消化系统、泌尿生殖系统、内分泌系统、血液系统以及神经系统等，分别进行讲授，以便学生更好地理解和掌握这些系统的知识。此外，在进行器官 – 系统教学前，教师仍会用较少的课时讲授各学科的总论性内容。

　　通过基于器官 – 系统的课程模式，可以实现多学科的综合，这也是该模式的重要特征。这种综合可以分为两种形式：一种是水平性综合，即基础学科之间的综合。水平性综合将各种学科的知识结合起来，以人体器官系统的正常和异常状态为基础，联系机体生理和病理状态时形态和功能等方面的特点，指导学生掌握人体正常和异常状态下的特征。另一种是垂直性综合，即基础学科与临床学科的结合，这种综合的特点是以基础学科为主、临床学科为辅，着重讲授解剖结构、病理学改变、病理生理机制等方面的知识，临床学科部分仅涉及病因、发病机制和简单临床诊断。

　　具体而言，水平性综合形式是以某一器官系统为切入点，由来自不同学科的教师实施综合性授课。例如，心血管系统课程的水平综合是围绕该系统讲授心脏解剖结构、心脏及外周血管生理特点、病理学及病理生理学改变、药理学等学科的知识，使学生了解心脏和血管在生理和病理情况下不同的结构和功能间的关系。垂直性综合形式则需要基础学科和临床学科的教师按照各系统正常功能（如心脏自律性搏动、外周血管维持血压）、功能失调（如心脏异常搏动、外周血管痉挛）和临床体征及综合征（如心律失常、血压升高等），联系相应疾病（如室性早搏、高血压病），将相关的知识综合讲授，在讲授每一器官系统的过程中，教师都会引入少量病例，便于帮助学生了解综合性知识。

三、基于器官－系统的课程模式的评价

基于器官－系统的课程模式的应用目标为：①在某一器官系统范围内，将基础学科和临床学科进行综合，最大限度扩大医学生的知识面。②综合讲授基础学科和临床学科，运用某些认知技能，例如自主学习和解决问题的技能等，使学生初步构建对临床有用的知识基础和体系。③当医学生开始接受临床训练时，能进一步综合和运用以器官系统为基础的知识。④课程的管理从各个系转到各个专题委员会，将课程在全院范围内推广。⑤通过学习目标限定的预期学习要求，学生的学习内容进一步得到扩展。

以认知心理学为基础的研究证明，在传递信息的过程中，适当地将前后内容联系起来，有助于学生记忆和理解知识；此外，通过把知识点与知识点、知识点与实际情况紧密结合，可以大大增强学习效果，从而使学生取得突出进步。然而，在某种意义上，基于器官－系统的课程模式对学生自身素质的要求较为苛刻，学生需要理解、应用大量的信息，学习负担较重，也引起一些教育学家的质疑。

（一）基于器官－系统的课程模式的优点

1. 消除了基础课程和临床课程的不连贯性

以器官－系统为核心，围绕着器官－系统的定向，将基础学科与临床实践紧密结合，让各种知识交叉融入、相互渗透，帮助学生更加深入、全面地理解疾病，从而建立起宏观、整体的医学知识框架。

2. 避免和减少了不同学科间相同内容的重复性

可以有效地避免在不同学科中重复讲授同一知识，还可以减少学科的数量，降低知识的重复性，从而有效减轻学生的学习压力。

3. 提高了医学生的学习自主性和积极性

通过结合基础学科和临床学科，让学生获得丰富的知识，在教师的课堂之外，促使学生主动学习，最大限度地拓展学生的知识面；此外，通过引入实践案例，在基础学科中穿插相关的临床学科，能激发学生的学习兴趣，调动学习积极性，让学生深入了解疾病的机制，有效地提升学习效果。

4. 提高了教师的教学效果

行为学研究发现，如果缺乏实际的运用，许多学习得来的知识很快会被忘记。因此，采取基于器官－系统的课程模式，能够让学生更好地运用所掌握的技能来解决实际的医疗挑战，这样既能帮助学生更好地掌握所学的技能，激发学习兴趣，又有利于学生对于知识的记忆，从而提高教学效果。

5. 提高了教学目标的水平，有利于培养学生的综合能力

传统模式的教学目标层次较低，仅仅是知识的单纯记忆；综合性课程模式则注重培养

学生应用知识以及解决问题的能力，而这些正是医生在日常工作中所需要的。通过参加多种多样的实践项目，医学生可以不断提高实践技巧，能够更好地运用所掌握的知识，并且具备良好的分析和处理复杂情况的能力，从而为未来的临床实践打下坚实的基础。

6. 促进了教师之间的交流与协作

基于器官－系统的课程模式可以让不同学科的教师积极合作，共同完成教学任务。尤其是垂直性综合课程，结合了基础学科与临床学科的内容，使教师能充分了解其他学科的教学内容，促进了教师之间的交流和协作。

7. 使教学资源得到合理利用

基于器官－系统的课程模式可以使医学教学能够汇集各个不同学科的专家，并且由相应的专家提供最具有针对性的教学内容，从而达到教学资源的有效整合与共享。

8. 有利于培养医学生的医患沟通能力和良好的职业道德

早期接触临床实践可以让医学生在有限的在校时间内有更多的机会与患者接触，有助于培养医学生的医患沟通能力。而且，早期接触患者能促进"患者是'病'和'人'的综合体"概念的形成，从而培养医学生良好的职业道德。

（二）基于器官－系统的课程模式的缺点

虽然将器官－系统分类可以提升医学教育的效率，但是这种课程模式也存在一些不足，主要体现在以下四个方面。

第一，对学生的要求较高，需要学生理解大量的综合性信息。为了能够更好地理解复杂的信息，学生需要具备跨学科学习的能力，并能够将不同学科之间的联系融入课堂。然而，由于教师只是简单地按照学科定向进行讲授，学生很难真正掌握这些知识，也无法达到综合学习的目的。

第二，为在某器官－系统范围内将基础科学与临床科学综合起来，学生需要自主学习大量的知识，在最大限度拓展知识面的同时，还需要理解和应用大量信息，学生的学习负担重。

第三，学生对学习内容的综合，其主要标志是学生将所学的知识成功运用到解决问题的过程中。但是，仅依靠器官－系统的教学模式，很难让学生真正掌握临床医学的基本技能，比如鉴别诊断。

第四，与传统的学科课程体系相比，基于器官－系统的课程模式更加复杂，涉及大量的综合基础课程和临床课程，课程体系不稳定，教学任务艰巨，难度较大，这对教师的要求也相对较高。

第三节 客观结构化临床考试

一、客观结构化临床考试的起源与发展

客观结构化临床考试（OSCE）是一种客观的临床能力考核模式，1975年由英国邓迪大学的R.M.Harden博士提出。OSCE让考生依次在模拟的多个临床场景（考站）中参加考核，考核包括多种操作，研究者对结果进行评估。传统的医学考试包括笔试和口试，这可以充分检验医学生对基础知识的掌握情况。但是各种现象表明，医学生并不一定能够在临床合理利用所掌握的基础知识。事实证明，仅着力于传授基础知识的医学教育系统并不能够培养出优秀的临床医生；而且，很多临床技能是无法通过笔试与口试进行考核的，例如问诊、医患沟通、临床操作技术等。从20世纪60年代开始，西方的一些医学教育工作者就开始探索新的教学与考核方法。如R.M.Harden博士提出的OSCE模式，在欧美医学院校得到了广泛应用。医学实践技能考试是评价医学生临床技能的重要手段，临床技能是完成医疗保健活动必需的特殊能力，OSCE是各种评价手段的综合体，是目前较全面的评价体系。其考核标准是统一的，对于考生临床技能的评价具有广泛连续性，OSCE所采用的测试手段与临床实际情景结合得非常紧密。

二、客观结构化临床考试的理念与特点

OSCE并不是某一种具体的考核方法，实际上，OSCE只提供一种客观的、有组织的考核框架。在这个框架中，每所医学院校、医院、医学教育机构等可以根据自己的教学大纲、考试大纲加入相应的考核内容与考核方法。OSCE通过模拟临床场景来测试医学生的临床能力，同时这也是一种知识、技能和态度并重的临床能力评估方法。考生通过一系列事先设计的考站进行实践测试，测试内容包括：标准化患者（SP）、在医学模拟人上实际操作、采集临床资料、文献检索等。考站设置分长站和短站，时间从5分钟到20分钟不等。由主考人或SP对考生进行评价。OSCE具有客观性、结构化和临床范畴三大特征，具体如下：①客观性。主考人应用标准检核表评价考生的临床行为，该检核表由事先制定的客观评分表和给分原则组成。②结构化。所有考生接受同样的考试内容、问题以及操作考核。③临床范畴。整个考试都是模拟的临床真实场景，OSCE的每个考站都针对一项或多项临床技能进行考核，考生轮流在各个站点完成规定的任务。OSCE的独特之处在于，每一考站的任务都经过精心策划，考官和SP都会准备一份详尽的评分表，以便准确地评价考生的表现。

三、客观结构化临床考试的基本模式

OSCE 分为临床理论部分和临床操作部分。

临床理论部分的知识包括：①与学科及专业密切相关的基础理论知识，如诊断学、病理学、病理生理学、临床药理学、临床免疫学及分子生物学的知识。②全科医学理论知识，如教学医院三级学科中的基础学科及相邻、相交叉、边缘学科的知识。③专业理论知识，如精神障碍的分类。④人文社科知识，如医学心理学、医学伦理学及相关的卫生法规知识。

临床技能的考核方式以实践性、客观性为原则，考核应尽可能结合临床诊疗操作实际，同时要根据教学大纲对临床技能的基本要求制定合理的评价指标体系，尽量控制可变因素，以提高评价结果的客观程度，尽可能减少主观因素对评价结果的影响。OSCE 考查的临床操作部分包括：①人际交流与沟通能力。②采集病史与体格检查的能力。③做出医疗决策和执行医疗决策的能力。④正确处理临床中所涉及的伦理道德问题。⑤正确应对患者的咨询。⑥掌握操作技能，如测量血压、戴无菌手套、穿隔离衣等。⑦掌握辅助技能，如观察、阅读、运算技能等。

OSCE 的评估体系具有极高的灵活性，其评估站点一般由 SP 考站、计算机模拟考站和临床基本技能考站三部分组成，每种形式都有其独特的评估标准，可以结合不同的实际情况为考生提供更多的实践经验。在 OSCE 考核中，考生需经过约 20 个不同的考站，旨在评估考生的专业知识和实践技巧掌握情况。其中，部分考站需要考生完成实际操作，有些则需要考生以笔试形式回答问题，此问题可能与前面考站检查过的 SP 有关或与同一考站的患者问题处理、患者的各项辅助检查等有关。每个考站设定的时间为 5~20 分钟，每一考站所需的时间与任务的难度有关。长站常用于问诊和体格检查技能的评估，重点考核考生与患者的交流与沟通能力；短站通常为 5 分钟，常进行重点病史的采集或基于患者的一个既往病史而进行的鉴别诊断、选择应做的实验室检查等内容的考核。每一考站的考官或 SP 使用预先设计的检核表给考生打分。

四、客观结构化临床考试的核心——标准化患者

（一）标准化患者的选择与培训

SP 考试是 OSCE 中不可或缺的一环，SP 的选择和培训对于 OSCE 获得成功至关重要。

SP 是指经过训练能准确表现患者临床症状的健康人。SP 能够准确地模仿相应病例的症状，而医学生扮演的"准医生"角色，需根据 SP 表现出来的症状，询问病史，判断病情，做出正确的诊断。在 OSCE 中，SP 作为"提供病史和体格检查者""评估者"和"教师"，可检验医学生各项临床技能的水平及沟通技巧。SP 是检验医学生临床技能的"考官"，他们不仅要逼真地扮演患者的角色，还要熟练掌握评分标准，他们的每一次演出都要相同，对每一个学生的评价标准都要一致。因此，为了达到上述要求，对 SP 必须进行精心挑选和严

格训练。

招募 SP 应有一定的要求，如招募对象需要熟悉该领域，乐意参与，拥有较高的文化素养，了解与之相关的医疗知识，具备出色的交流技巧以及出色的表演能力等。对招募的 SP 要进行严格的培训。首先，让 SP 熟悉病史采集及全面体格检查的过程，然后，根据各个 SP 的具体情况及意愿选择专科，再由各专科教师对其进行一对一的培训。专科教师首先要对 SP 讲解专科知识，然后让 SP 学习根据专科特点编写成剧本的病例，直至 SP 对病例完全掌握。除了熟悉病例内容外，SP 还必须熟练掌握问诊技巧及体检项目的评分标准，以便对考生做出公正、公平的评价。此外，专业医疗人员会定期为 SP 提供指导，帮助他们熟练掌握问诊技巧及体检项目的评分标准。SP 的打分会被用来衡量学生的专业水平，若打分结果与专科教师的评分存在较大偏差，则需进一步分析原因，如果是 SP 评价不准则需进一步加强对 SP 的培训，使其达到最佳的测试水平。

（二）标准化患者在教学中的应用

SP 能逼真地扮演患者角色，一次次重现典型疾病过程及阳性体征，不受时间、地域限制，教学需要时即可应用；SP 考试还有助于提高学生的诊断准确率，减少因为技术问题而引起的医疗纠纷。SP 考试旨在帮助学生掌握收集疾病信息、进行身份识别、进行良好的医疗交流以及遵守医务人员职业道德的方法。

利用 SP 模拟病史采集时，需要让学生熟悉问诊技能、方式以及常见疾病的临床表现。采集病史要安排合理，提问目的明确，重点突出；问诊时在两个不同项目之间要使用过渡语言，避免诱导性、责难性提问，避免使用医学术语；适当使用赞扬和鼓励性语言，取得患者的信任与合作；当每一部分的病史采集结束时要进行归纳小结。

体格检查要全面、系统，检查手法要规范，安排要有序，随时注意 SP 反应。医患沟通能力和医生正确的行为方式可以在病史采集和体格检查过程中得到训练。检查者应穿着整洁的工作服，举止端庄，谦虚礼貌，尊重 SP，态度认真，关心、同情 SP，与 SP 建立良好的医患关系。检查者应注意保护 SP，检查前要洗手，避免交叉感染；检查部位要充分暴露，检查后注意遮盖；注意保护隐私部位。询问病史前要向 SP 进行自我介绍，体格检查前要向 SP 说明检查的原因、目的和要求，检查结束时要感谢 SP 的合作。

（三）标准化患者在考试中的应用

传统的临床考试选取的患者都是真实的临床病例，在学生采集病史和体格检查过程中，患者往往无法做到有效的配合，个人的体验也往往与实际病情有较大出入，这样会影响学生的综合判断，导致考试评价结果不能反映学生的真实水平；而且评价的病种受实际情况的限制，不能保证相对稳定，很难对学生的整体水平做出判断。

应用 SP 进行临床技能考核，避免了以往临床考核中容易出现的医疗纠纷隐患；解决了在考核中难以找到具有针对性病例的问题；每个考生面对同样的患者和问题，提高了考试评价结果的可靠性；SP 可以作为评价者对学生做出更加合理的评判。同济医学院附属协和医院设计的 SP 考站由 6 个 SP 组成，应试者在模拟的真实临床场景中完成内、外、妇、儿、精神科等 6 个 SP 考站的考试，其中内科设 2 个考站，其他科各设 1 个考站。每个考站时间为 20 分钟，考生应在 15 分钟内完成问诊与查体（妇科、儿科、精神科不要求查体），在 5 分钟内完成与该考站相关的测试题。

计算机模拟考站主要测试学生对临床常规实验室检查结果的分析、常用心电图分析、常见 X 线片的判读、病案分析及医学文献检索等能力，时间为 40 分钟。临床基本技能考站考试时间为 20 分钟，考生可以在电脑模拟人上进行心、肺的听诊和触诊，判断心音、心律、心脏杂音、肺部呼吸音、啰音等；还可通过肝脾触诊，判断肝脾有无异常。考生可随机选择 1～2 项临床常用操作技术进行测试，如血压测量、心肺复苏、戴无菌手套等。随着高质量医学模型和高科技模拟人的诞生，OSCE 考核的范围还将不断扩大。

第三章 医学科研精神教育

第一节 转化理念下的科研创新与临床诊疗决策

当今临床科研的主要方向是将基础研究成果向临床应用转化。这要求广大医学工作者不断探索、改进、完善、发展，以期能够把理论知识落实为可行的技术，并且能够把这些技术运用到临床实践，取得更好的治疗结果。临床诊疗决策是一个确定何人何时用何种诊疗方法的过程，在进行临床诊疗决策前，应该结合当前的医疗发展趋势，综合考虑患者的实际情况、医疗安全、经济可持续等因素，做出最佳的抉择。医务工作者应当严格坚守临床科研创新中的道德底线，践行临床诊疗决策中的人本原则，把握现代医学的发展趋势，努力将现代医学的建设推上更高水平，从而让现代医学的建设更加符合实际情况，更好地服务患者。

一、临床科研创新中的转化理念

（一）创新意识是临床科研的动力

临床科研是以患者为对象的医学研究，通过针对性的临床观察与分析，揭示疾病及其并发症的发生、发展规律与预后相关的因素，旨在提高诊疗水平，改善对病因的宏观研究。临床实践与科研创新相辅相成，临床实践可以为科研创新提供研究方向，对科研成果进行检验；科研创新为临床实践提供新理论和新方法，有助于提高临床医生的分析和决策能力，从而改变医生的临床思维方式。临床科研创新对提高医疗水平、加强学科建设都具有重要意义。临床科研创新不仅可以极大地提升医疗质量，还可以为学科的发展打下扎实的基础。现代社会基于前沿技术的医学研究已成为推进社会发展的重要驱动力，创新意识、创新能力直接关系到一家医院的国际声誉。

科研创新是提高医院核心竞争力的基石，也是临床科研的生命和动力。然而，要想真正实现科研创新，就必须深入探索，把握好创新的方向和机遇，把握住发展的脉搏。科研创新是一种科学精神，要以遵循客观规律为前提。创新具有创造的意思，单纯"新"的不一定是创造，而创造一定是新的，也就是说，具有临床意义和价值的创新才是科研的终极指向。例如，基因组计划为医学发展带来了无限的可能，但将基础成果有效转化为临床实际应用，仍有很长的路要走。在临床医学领域，绝大多数的传统治病理念依旧存在，仅仅是部分方式或理论发生了变化。

（二）转化理念是临床科研的核心

转化医学是国际医学领域近年的一个新理念，旨在以更高效、更精准的方式，从基础研究中提取最佳的结论，然后将这些结论转化成临床应用技术或产品，并应用于临床。"转化"被视作临床科学的重点，旨在用被认可的结果以及有效的医疗方法改善患者的健康状态。这种转换的目的，既非仅仅在于提升医学的理论水平，也非仅仅在于寻求新的技术、新的功能，更重要的是，从已有的研究成果中选出有病理生理意义和临床应用前景的成果，并将其实用化，最终转化成临床及对社会有用的产品和服务，以便更好地满足患者的需求，提供更优质的医学产品与服务。

转化医学是一种理念，也是一项研究策略。它的重点并非转化本身，而是通过这种转化过程，使有实际意义和价值的基础研究成果真正转化成临床医生有效诊治疾病的手段，帮助患者改善健康状况，从而达到最佳的疗效，并在后期效果评价中获得满意的结果。转化医学的目标指向不在于"要转化"，而在于"能转化"。临床科研是从临床到实验室再回到临床的循环过程，"能转化"是临床科研工作的出发点和最终落脚点。临床科研创新要清楚地认识到，目前转化医学在全球范围内仍然处于探索阶段，虽然很多针对临床的基础研究在不断更新，但真正能应用在临床实践中的却微乎其微。

（三）科研转化是长期系统化工程

从科研思维方面来看，转化医学需要更系统、更全面的科研技术团队，涵盖基础理论证实、临床循证研究和人群健康研究等医学实践领域。然而，临床科研的转化面临着不小的困境，以非人类模型为基础的研究结果无法完全在人体内重现，因而很多研究只存在于模型中，缺乏临床对应的病理生理过程，只是人为制造的假设。因此，理论与临床实际之间存在着巨大的鸿沟。目前，人类对疾病在 DNA 水平上的理解和研究仍处于初级阶段。有研究认为，与疾病相关的基因中仍有 5% ~ 10% 的基因可能是错误的认定。转化研究耗时长，很多研究者缺乏动力、能力和条件实现临床转化，而且很少有人愿意长时间探索可能失败的研究。

缺乏长期探索的科学精神，转化医学有可能会偏离医学科研的方向。例如，通过基因检测预测疾病虽然已经取得一定的进展，但它仍然不能被视作一种实质性的科学，过早医疗化、市场化不但无法起到解决和预防疾病的效果，反而会扩大疾病的定义范围，带来许多实际上不存在的健康问题，引发人们恐慌和不安的情绪，让整个社会处于基因技术的恐惧之中。同样，靶向治疗也是一个热门的研究方向，即通过基因或分子选择，有针对性地早期发现变异细胞，针对明确的致癌位点特异性地杀灭恶性肿瘤细胞，而不伤害正常细胞功能。然而研究证明，许多疾病并非只有一个靶点，很多肿瘤可同时存在几个或几十个靶点，靶点指向何处仍需长期探索。而且靶向治疗本身就是一种着眼于局部的治疗思维，忽视了全身整体治疗。因此，临床科研转化任重而道远，需要持之以恒的科研精神。

二、临床科研转化中的创新误区

（一）单纯"求新求变"，脱离临床转化实际

随着生物技术的飞速进步，转换医学已成为当今生物学领域的重要分支。中心环节是生物标志物的研究，通过开发、利用各种组学方法和分子生物学数据库，筛选各种生物标志物，开发新的治疗方法和药物。然而，要想达到理想的效果，需要不断探索和改进，很难在短时间内取得显著的进展。单纯地追求成果转化率而脱离临床实际，是一种背离医学人性的行为。求新求变的另一面就是过度追逐对新技术的应用，无限放大新技术的适应范围。创新的本质在于将现存的科学知识与临床经验相结合，是基础研究理念的变形，而不仅仅局限于某种特定的技术，也并不是要以新技术替代适宜、有效的传统技术。单纯追求形式上的新颖，是一种脱离实际的转化行为。

"求新求变"不是目的而只是一种手段。然而，一些研究者过分推崇新颖的技术，忽略了传统技术的适用性，他们把变革当作一种动力，忽略了科研的最终目标，从而导致真正的创新一直处于停滞状态。在医学实践中，要谨慎对待"求新求变"的思想，警惕单纯"求新求变"思潮的负面影响和炫耀性承诺，以免干扰正确的临床诊疗决策，甚至导致出现有悖于医学科学和患者利益的错误判断。

（二）追逐"急功近利"，忽视人性化考量

临床科研创新与转化是一个复杂、多因素的可持续过程。然而，当今却存在着急功近利的转化误区。部分医学研究者借所谓"创新"的名义谋求名利地位，将不成熟的技术强行"转化"，背离了医学基本的伦理；部分医生无限夸大某种干预手段的临床效果，掩盖其潜在的风险与伤害，无视患者的意愿和经济承受力，将尚不确定的研究成果盲目应用于临床，故意将严格控制的技术手段作为临床诊疗常规，如放大医疗器械的适应证、增加不必要的检查、使用不必要的药物、开展不必要的手术等。当今外科系统存在着一种异常的激进现象，即只要发现肿物，不论肿物大小和性质如何，外科医生的第一选择都是手术切除，而且手术范围逐年扩大，手术治疗效果不断提高，手术患者人数逐年增加。诸多现象反映出当代新技术转化存在非理性倾向、急于求成而忽视伦理考量等问题。

科学技术的飞速发展和医疗环境的现代化也带来了许多问题，这严重阻碍了医学科研的创新发展。这种情况反映出一种集体无意识的趋势，即追求短期利益以及盲目追求技术进步的社会心态，这是功利主义导致的结果。一些医院为了追求最大的利润，鼓励医生采用昂贵的新型诊疗方法，这种盲目追求新技术和高额消费的行为，不仅扭曲了转化医学的理念，还严重影响了医生的临床决策。

（三）滥用"灰色技术"，缺乏伦理风险意识

临床医学存有很多"灰色技术"，即在安全性、有效性等方面不确定或涉及巨大伦理风险的技术。这些技术虽然对探求某些疑难杂症的解决方案有一定意义，但并不适合常规临床应用。

现代许多技术的效果仍不明确，如基因调控、基因增强、人体干细胞应用等，其特点是技术应用结果不能当即显现，需要长时间甚至经过几代人的实践才能得出结论。既然这些推测不是已经发生的现实，而是对未来的预测，就必然存在不确定性的特点。但由于这种预测对医学发展又是绝对必要的过程，因此，这就需要医生具备正确的临床思维与决策能力，对现代诊疗新技术给予必要的伦理考量。

三、临床科研创新与临床诊疗决策

（一）临床科研创新思维有助于临床诊疗决策

现代临床诊疗决策旨在通过综合考虑各种因素，如科研证据、患者情况、患者意愿和社会承受力，以及社会卫生保健等，结合实际，找出最有效的治疗方案。临床诊疗决策不仅需要有逻辑清晰的推断，也需要考虑治疗的道德准则、成本效益，并且必须严格遵守相关规定，确保患者的权益不受损害。随着现代医学的发展，临床诊疗决策和科研创新之间存在紧密的关联，日新月异的临床诊疗技术也将对治疗模式产生重大的影响。临床医生运用什么样的思维认识疾病，并非由医生的主观意志决定，而是取决于医生用什么水平的技术来诊疗疾病。现代医学技术对医学科学具有导向和支撑作用，而科学技术的研发过程和成果对临床诊疗决策也同样具有支撑作用。因此，为了能够制定正确的临床诊疗决策，临床医生必须深入了解先进的科研成果、更迭的专业知识以及最新的技术趋势。

临床诊疗决策以循证医学原则为依据。转化是循证医学的发展和延伸，是在循证医学的基础上进行临床前沿研究和技术优化，为基础研究的临床转化寻找临床证据。临床诊疗决策过程就是要将临床科研证据、个人诊疗经验与患者实际情况等合理结合在一起，以获得更可靠、更安全、更有效的诊疗方案和决策。临床科研不仅要研究某种技术的"可用性"，也要研究其"不可用性"，在科研工作中培养批判性思维能力，对临床诊疗决策具有重要的指导意义。例如，临床对各类新药的选择决策，要基于对患者整体情况的评估结果，而不能以药物新旧为依据，因为对具体患者而言，新药并不一定比旧药效果好。

（二）临床诊疗决策中的创新技术选择

临床诊疗决策必然涉及创新技术的选择。首先，要对技术的不同情况加以区分，每项新技术的转化均具有利弊双重特性。弊大于利且弊端难以克服的技术要严格控制其使用；利弊各半的技术一般不用，仅在无其他选择并取得患者同意后谨慎选择，并在转化过程中不

断完善，例如，目前基因治疗技术还不成熟，但临床实践得出只有基因治疗可能有效而其他疗法无效时，方可考虑使用；利大于弊的技术可作为临床选择，但亦应尽可能减少其不良反应，并做好应对风险的准备。其次，要充分估计技术风险、成本风险和伦理风险，例如，基因疗法存在安全性担忧、有效性不确定、技术复杂而效率低、技术不完善及费用昂贵等问题，务必要根据患者情况实行个体化选择。有严重风险的技术一般不用；具有成本风险的技术一定要根据患者的情况谨慎选择；存在某些伦理风险的技术，要在制定伦理风险防范的条件下，遵从伦理原则使用；背离基本道德准则、对人类尊严有伤害的技术应坚决禁止。

技术不是医学的全部，要做到崇尚技术但不迷信技术。医学的非技术性因素对患者的生命健康有着重要意义。临床诊疗决策中，要优先发展适宜技术，坚持使用长期实践证明有效和价格低的老技术，维护医学的可持续性和公平性。例如，应用外科微创技术要有严格的适应证，对伴有严重心肺疾病者应谨慎应用。要尊重患者意愿选择适宜技术，对未经长期实践证明的高新技术，可视技术不同情况给予跟踪、评估，并根据评估结果调整临床决策。优先发展迫切需要的诊疗技术，开发紧密结合临床实践的技术，不提倡、不支持仅出自商业利润动机的技术或个人兴趣与想象的技术。

（三）临床诊疗决策中的人性化选择

临床医学决策的每个环节都渗透着伦理与道德。以转化医学为主导的临床科研创新不仅是学术问题，还是社会问题。面对复杂疾病和健康保障带来的挑战，尽快把成熟的生物技术转化为预防和治疗决策，已成为当今临床科研发展的方向和重要任务。科学的价值常是中立的，而技术的应用则处处充满价值。当医生为诊治疾病而求助于技术时，技术是医学人性的工具；而当医生在利益的负向驱动下，技术与资本的联盟可能会成为侵蚀医学伦理的帮凶。因此，临床诊疗决策中，医生必须坚守医学宗旨，坚持以人性化的方式选择和运用各种先进的技术。

在当今技术主体化的医疗境况下，坚持技术道德化发展是医学发展的唯一方向。实现技术的有效利用已成为当今医学的必经之路。因此，必须积极推动科技的创新以及对临床治疗的改革，以期实现更好的治疗效果；同时，必须积极推行自然疗法，尽量减少人工干预，以最小的成本实现最佳的治疗效果。要充分发挥心理与社会因素作用，强化对患者的健康管理和教育。采取有力措施管控技术，一切技术应用都应遵循医学伦理原则，不能让利润和个人名利主宰医学技术，减弱技术主体带来的负面后果。应实行严格的监督机制，确保所使用的技术符合医疗道德准则，最大限度地降低潜在风险。随着现代科技的发展，许多新的方法被广泛地运用到临床实践，这给传统的"现代技术应用引发未来的伤害谁之责"提出了新的挑战。因此，医学专业人员必须坚守人性的宗旨，务必要考量"现代技术应用引发未来的伤害谁之责"的问题。

（四）不确定条件下的临床诊疗决策

由于现代医疗技术科学的心理，医疗领域中的部分人存在一种"宁可过度治疗，也不能让任何疾病漏网"的极端倾向。这也是医学的不确定性和不可预知性导致的，医生在没有其他特异性方法的情况下，只好将医疗干预的范围扩大。例如，子宫肌瘤是女性常见病，但子宫肌瘤癌变比例仅为 2.4/10 000，相当一部分因子宫肌瘤而切除子宫是不必要的。其实，这种过度治疗常常并不能达到预期效果。这种以拉网方式寻找极小可能性的方法，反映出医疗中存在的偏激思潮，这种思维方式也是临床诊疗决策中值得审慎思考的问题之一，而掌握"做与不做"的适宜时机，则要求医生具有良好的临床决策能力。

当今临床上存在过度应用新技术的现象。例如，人们基于早期发现和治疗癌症的理念，不断升级对癌症的探究，从早期发现肿瘤到癌前期诊断技术，再到初现萌芽的基于基因组的癌症预测技术，这也导致了一种"发现癌症迹象就必须坚决消灭"的观念。然而，即使发现早期肿瘤，若不能改变其自然进程，肿瘤仍会按照自身规律发展，直至使患者出现症状并最终死亡。目前所谓的肿瘤"根治术"实际上并不能真正"根治"肿瘤，手术范围、放化疗时机和时间等的选择很少有确定性的规程可遵循。相关诊疗指南的不断修订也加重了医学的不稳定性，医学本身的不确定性是修订的根源，技术发展日新月异，今天的技术或许明天就落伍，而且有时会出现重大的变革。现代医学仍然面临着诸多未知的挑战，因此，医学界需要重视技术的长久影响，重塑"救死扶伤"的医疗传统。

21 世纪，医学已经进入可预测性（Prediction）、可预防性（Prevention）和个体化（Personalization）的"3P"时代。新的时代将带来前所未有的机遇，使得医生研究可以更加全面、准确地把握患者的病情，更加关注患者的身心发展，更加注重患者的长期健康，更加重视患者的安全和权益，这就需要医护人员具备创新性思维、整体性思维，并以持之以恒的科学精神探求生命的奥秘，为临床诊疗决策奠定坚实基础，从而提高临床保健、预防、诊断、治疗等过程的水平，为患者的安全、健康以及疾病的控制、治愈做出贡献。当今临床科研的主要目标在于将科研成果进行临床转化，而如何转化则涉及多方面、多层次的考量。随着社会进步，人们就诊的观念也发生了变化，医护人员需要遵循"以患者为中心"的基本准则，并对诊疗决策过程中的技术风险和伦理风险进行考量。

第二节　临床科学决策中的"陷阱"

科学决策是一个复杂的过程，是决策科学化的前提。科学决策需要从多个角度出发，包括科学思维、科学程序、科学方法、科学步骤以及对决策结果的科学处理。有人认为只要包含科学成分的决策就是科学决策，这是对科学决策的一种误解。决策是一个复杂的过程，它既涉及客观的理性因素，也涉及主观的情感和经验因素，由于很多失误的决策形似"科学"，决策者或实施者常因深信不疑、毫无防范而跌入陷阱。仅仅采用科学程序而没有科学方法、仅仅采用科学思维而没有科学手段、仅仅有科学方法而没有科学思维等，这些都不是实际意义的科学决策。面对当今医学生临床思维存在缺陷的情况，医学生有必要进行思维整合，拓展思维层次，防止陷入科学决策的陷阱。

一、循证医学决策中的"偏执性"陷阱

从循证医学角度来看，临床决策既不能单纯依赖科学证据，也不能单纯凭借经验。但若仅将科学当作一种形式，将医生个人经验或主观想象当成内容，医生将陷入临床决策中的陷阱，其主要表现有：①有科学的决策程序，而没有科学的分析方法。②有科学的理论，应用的却是个人经验。③套用科学决策公式，但数据是经验性的。④在临床诊疗决策过程中，有科学诊疗计划，但缺乏科学的实施方法。⑤表面采用循证医学原则，但制定诊疗方案时却又常常只是简单沿用过去的经验。⑥运用决策树法进行决策分析时，其中的主要参数或主观概率仅凭主观经验确定。

证据虽然在循证医学的发展过程中起着重要作用，但仅仅凭借它们来做出最终的诊断和治疗，往往不足以满足患者的需求。因此，在实践中，要想真正有效地诊断和治疗疾病，必须充分利用多年的临床实践经验，而不仅仅局限于科学的数字。虽然循证医学已经被证明是一种极具价值的最佳治疗方法的学科。但是由于一系列的问题，这种循证医学治疗方法目前依然存在竞争力不足、生存空间较为狭小等问题。此外，由于部分医护人员缺乏足够的经验，容易在实践中产生一些无法得到客观结果的主观想法和愿景，可能会对科学的决定产生负面影响，从"科学＋经验"到"科学＋意志"，最终形成一种错误的、"伪科学"的治疗方案。因此，医生需要将医疗技术和实践经验相结合，排除无根据的主观猜测，做出正确的临床决策。

二、临床诊疗中的"标准化"与"精准化"陷阱

（一）临床诊疗中的"标准化"陷阱

临床科学决策或临床规范化治疗是当前临床医学研究中的主要课题，然而只考虑"标准化"的科学过程，甚至以"标准化"为借口，忽略对个体诸多因素的考量，就会走进"标准化"陷阱。医疗标准化的关键意义在于形成可重复的标准，从而避免重复沟通、重复检查、重复治疗，防止重复失误或遗漏病情，达到节约医疗资源、提高诊疗效率的目的；相反，对不可重复的情况采用标准化就是过度医疗和浪费资源。例如，肿瘤标准化疗方案为三个疗程，而患者在一个疗程后器官就已经衰竭，还要坚持三个疗程吗？标准化冠状动脉置入术支架应该置入3个，在患者经济状况不佳的情况下，还要坚持"标准化"吗？很多

资深临床专家都表达过相似的观点，即"即使同样的疾病，也没有表现得完全一样的"。这说明标准化方案不一定适合个体化的患者。因此，临床决策要清楚认识标准化的局限性，协调标准化与个性化的内在关系，不能让标准化变成医学创新发展的障碍。

标准化是医疗的重要组成部分，但绝对标准化方案不一定是患者的最佳治疗方案，使用时还需要进行多方面的考量。首先，明确治疗目标是为患者提供最佳的临床服务，包括达到预期的健康效果、尽可能减少损伤和降低经济耗费；其次，要有备选治疗方案或替代治疗方案，并对每一种方案的优劣与后果给予评估，包括方案的风险性、不良反应、便捷度、费用以及患者的心理承受能力等；同时，要对患者预后生命质量和远期效果进行评估；最后，务必要对医疗的社会学、伦理学和法律等诸多问题进行考量。考虑到现代医学技术对人体的干预越来越多、可干预的范围越来越大，对单纯医学科学技术以外的诸多因素评估也是进行医疗决策时不可缺少的步骤。

（二）临床决策中的"精准化"陷阱

若科学决策方法使用不当或方法本身不完善，则会导致决策层面上的失误。虽然决策方法的使用都有一定的前提条件，但是在实践中，往往会忽略这些条件，使临床决策变得机械化，只注重方法而忽略其他因素。其中包括两种循环状态，一是为了使决策更精准，使用的方法更加复杂，这样可能降低方法的可靠性，最终导致决策失误；二是为了使决策更符合实际，提升决策方法的精准性，这样就要将决策细化，然而决策细化又可能降低决策的灵活性，局部的科学决策有时会导致全局的非科学决策。因此，当决策应用于临床实践时，需要根据实际情况进行调整，以避免决策与实际情况不符。科学决策不仅需要依赖客观存在的证据，更需要结合主观获取的第一手资料，以便更好地做出正确的决策，避免陷入不必要的困境。

为保证决策精准，临床上经常需要寻找各种诊断学证据，如合理利用放射线、检验学、超声学等结果，而这些证据是有条件的、间接的、近似的、有假设的、有认定的。虽然这一系列证据的重叠效应会使人们对决策的科学性深信不疑，但重叠的证据往往会使决策不够准确。人们常常追求最优决策方法，但在具体处理决策问题时又常常追求最合适。因为最优决策常常只是理论上的、有条件的最优，在特定范围内的最优不一定是临床实际中的最优，甚至有时可导致决策不符合实际情况。预测是临床决策的前提，将预测结果作为决策依据是二者的基本关系。但是若将预测直接等同于决策，简单地将预测结果作为决策结果，常常会使决策失去临床实际意义。例如，有些患者检查结果显示病情很严重，但患者却毫无临床表现；反之，有些患者的临床表现很明显，但缺乏实验室证据支持，此时，预测结果和决策结果不能等同，直接运用预测结果可能导致医疗事故的发生。因此，医生需要综合考虑并审慎地进行临床决策，使精准的科学证据与临床实际情况相吻合。

三、临床决策中的"框架性"与"时空性"陷阱

（一）临床决策中的"框架性"陷阱

框架效应是行为经济学中的一种现象，普遍存在于消费、政治以及医学等领域。框架的改变可以导致决策者对同一问题的多个备选方案产生不同的偏好。逻辑上相似的两种见解可以导致决策者产生不同的决策判断，即同一选择的不同表达方式可能会导致对问题的某一侧面过度关注，在寻找决策的真实目标时出现错误。框架本身容易让决策者只看到决策中有利的一面而忽视不利或危险的一面，形成决策过程中的"选择性失明"。在决策过程中，决策者常常会出现对个人判断过于自信的表现，过高肯定自己的知识储备和技术优势，夸大自我控制的能力或预期结果。过度自信会让决策者省略搜集相关信息的决策步骤，认为自己掌握的信息已经足够，忽略那些与现有假设不相符的信息。相反，当过分自信导致失败后，决策者又可能走向另一个极端，转向过分谨慎的状态，过于重视问题的危险性，不相信自己控制危险因素的能力，常常会陷入决策框架中的过度谨慎陷阱。

临床决策中的框架是一个连续、稳定的认知结构，是通过组织并简化后，供决策者在处理复杂事件时进行主观解释和思维结构的框定。框架可以帮助决策者有效地管理复杂的情况，从而使他们做出正确的选择。戈夫曼指出，框架一方面来源于过去的经验，另一方面来源于经常受到的社会文化意识的影响。现代临床决策中也有很多"框架"，也很容易产生"框架性"陷阱。现代医学的很多问题并没有确定的答案，因此，决策者在决策中就需要有"权变"意识，对于不连续的变化就需要有相应的思维。否则，当情况发生变化时，决策者仍依赖过时的框架模式来评估现在的情况，就会误入框架的盲区，最终导致框架负效应。决策者受框架的禁锢，不仅会使决策框定于错误的框架内，还会引发"定势效应"，迫使决策者遭受过去成功框架案例的诱骗，产生框架依赖性偏差。

（二）临床决策中的"时空性"陷阱

科学决策涉及决策思维问题，决策的成功取决于决策者的思考能力。若决策者的思维能力不足，决策思维层次欠缺，即使在所有方面都很科学，也可能会陷入决策陷阱。例如，临床上的某些"科学决策"是一种静态决策，可能在历史背景或当前情况下较为科学，在未来的情况下可能不一定仍然科学。首先，随着科技的发展，许多现在认为有益的技术，在未来可能会带来潜在的危险。例如，基因治疗和生物治疗等目前被认为是有效的技术，无法确认其在未来是否仍然具有科学性和有效性，这就使得决策者用确定性思维做决策容易陷入困境。其次，临床上很多"科学决策"在短期内相对科学，而在长时间治疗后可能就不具备科学性了。此外，由于患者和医生往往缺乏对"决策风险"的深入理解，以至于他们常误以为决策越明确、越详尽就意味着越科学，但事实并非如此。混沌学认为，确定性系统中存在许多不确定因素，而现代技术的应用也同样面临这些不确定性和风险。若我们

试图通过确定性的诊疗决策来解决这些不确定的医学问题，就会导致各种潜在的危险，尤其是当人们缺乏对医疗风险的防范意识时，这些危险就会变得更加严重。

由于决策者思维层次不足，缺乏全面的思考，许多临床决策都是基于疾病局部空间的信息而给出的，而这些决策容易受到整体或外部环境的影响，从而导致决策中的治疗方案无法满足当前的状况。若决策者只关注局部问题，而忽略了整体治疗的目标，即在多目标体系中只关注单一的或某几个目标，而忽略了整体考虑，就会导致决策顾此失彼，其结果是牺牲其他局部利益或整体利益获得该局部利益，而其他组织或器官的损害也会直接影响和制约该局部的治疗效果，使该局部的治疗不能达到预期目标。例如，在治疗低血压时，许多医生只关注强心、升压，而忽略了心脏功能与血管容量，过度缩血管和扩容会导致心脏功能衰竭。此外，许多专科医生在治疗时只关注局部脏器的功能，而忽略了其他脏器的功能以及脏器之间的相互联系与作用。例如，当治疗肺炎时，过度用药虽然使肺炎得到了治愈，但由于药物的毒性，肝脏也会受到损害，而后续的保肝治疗则又会增加心脏和肾脏的负担。

四、临床决策中的"行为性"与"习惯性"陷阱

（一）临床决策中的"行为性"陷阱

决策行为涉及决策的手段与目的之间的关系问题。在临床决策中，常常有人打着"科学决策"的旗号，采取非正当行为以达到某种个人目的，包括以非正当的手段获取合理的决策目标、以科学的手段取得非正当的决策目标、以非正当的手段达到非正当的决策目标，在方案的可行性研究中，这种行为表现得更为突出。可行性研究的目的是证明某个方案的可行性，或从几个备选方案中选择一个最佳方案。正当的可行性研究应该符合两个基本要求：首先，研究结果应该是多样的，即可行性论证的结果应该是"可行"与"不可行"两种情况，若论证结果全部都是"可行"，那这种现象应该是不正常的；其次，研究论证应该是客观的，务必要从生理效果、生命质量、经济学与社会学效应以及患者个人意愿等方面客观地、综合地做出评价，得出最适宜的诊疗决策。

将一项不可行的决策论证为可行性方案是一种非正当行为，极易将诊疗决策带入陷阱。为了证明一项不可行的决策具有可行性，一些人会刻意设计决策过程，提供大量有利的证据，但忽视其可能会带来的不利影响，只关注、强调技术的有效性，而省略或掩盖技术的不良作用，忽视其经济和社会学价值。许多的过度医疗行为已成为明显的警示和"行为性"陷阱的典型例证，比如，冠状动脉内支架置入术虽然是一种有效的治疗冠心病的方法，但并不是所有冠状动脉狭窄的患者都必须采用该方法进行治疗，因此，医生必须严格控制冠状动脉内支架置入术的适用范围，避免出现"科学"的错误判断。有时尽管技术可行，但对于那些没有足够经济能力的患者来说，这种决策也不是最合适的。外科手术前，在术前

讨论或告知患者时，为了强调手术是唯一方法，有些医生会列举很多手术有效的病例和未手术很快死亡的病例，而有意忽视替代性治疗方案。这些都是不正当行为产生的陷阱，应该引起医护人员的重视。

（二）临床决策中的"习惯性"陷阱

在还原论理念的引导下，决策者在决策时很容易陷入"二分法"思维，把一个事物按照科学的方法分解为正确和错误两个部分，然后将正确的部分挑选出来，这种做法虽然看起来科学，但实际上存在许多缺陷和弊端。决策中最大的陷阱是验证性偏见，医生在理性决策过程中应该客观地收集相关信息，但实际上不能做到完全客观公正，人们常常是有选择地收集有关信息。人们在进行决策时，通常会倾向于寻求那些过去已被证明成功和有效的信息，而不会去考虑那些与之相反的信息。同样，人们也习惯性接受那些既有表面价值又能够证实自己先前指定观点的信息，而对那些具有对抗性的信息持怀疑或批评态度。

从众效应或羊群效应是临床决策中的另一种陷阱，即人们经常会受到多数人意见的影响，习惯性顺从大众的决策行为，常常趋向同意大多数的意见，对事情本身并不加思考。在判断某一事件时，行为个体很容易受到对该事件的第一印象的影响，先入为主，而对其他与第一印象有所出入的信息则显得忽视。在组织临床决策时，第一发言者常常有选择地过滤某些信息，致使其他人形成某种一致性的看法。受到从众效应的影响，人们习惯性认为从众既可以不得罪人，又可以不用承担责任，决策正确有自己的功劳，而出现问题则是集体的责任。尤其在集体无意识的强大力量作用下，医疗决策的责任似乎都由集体承担，而医生个人责任意识淡化，集体决策中的个人也就因此获得"匿名性"。

综上所述，临床医疗最大的失误就是决策失误。由于医疗的复杂性，临床决策常常建立在多种因素的交错之中，绝对精准的决策是难以实现的，这就要求决策者要整体把握，修正决策中的偏差，以求在个体化层面实现精准、科学的诊疗。有学者指出，科学理论可以帮扶医学，但不可束缚医学；数据可以协助诊疗，但不能取代医生；可以用科学方法研究医学，但不能以此误解医学；科学共识可以形成医学指南，但不能以偏概全。临床决策是多因素参与的复杂系统工程，需要人与科学的完美结合。

第三节 不确定型决策在临床中的应用

决策是一种选择方案的行为，普遍存在于经济、政治、技术应用和日常生活中。决策不仅仅涉及解决问题的能力，更涉及制定有效的解决方案，以及有效地实施有关计划的能力。错误的决策会给个人、集体或国家带来相应的损失。在所有失误的情形中，最大的失误就是决策失误。美国著名管理学家西蒙指出，管理就是一种决策。依据不同的决策环境，决策理论将决策分为确定型决策、不确定型决策和风险型决策。当今医学存在很大的不确定性，尤其是临床诊疗决策中的失误或偏差，都将会导致医疗质量下降，对患者的身心造成不确定的损害，还可能引发医患矛盾，影响社会的发展。

一、不确定型决策的概念及其对临床决策的启示

（一）不确定型决策的概念与决策条件

面对决策问题，人们常常会根据预定的决策目标选择相应的决策方法，以希望获得良好的决策效果或验证决策结果的正确性，然而这种解决问题的思维与方法，并不能完全适用于实际情况中出现的不确定型决策问题。不确定型决策是指在决策问题中，存在不确定性因素，无法准确预测情况变化时的决策研究。此时，决策者对即将发生的结果毫不知晓，只能靠主观经验进行判断和决策。构成不确定型决策问题的基本条件包括：①存在一个明确的决策目标。②具有两个及以上的可选方案或替代方案。③每一备选方案均有两个以上的自然状态。④在不同自然状态下各方案的损益值或效益值是已知的。一般来讲，不确定型决策问题由状态、方案和支付空间组成。当前普遍采用的不确定型决策原则有5种类型，即最大最大决策原则、最大最小决策原则、折中主义原则、最小机会损失原则和等可能性原则。

最大最大决策原则：是指愿承担风险的决策者在方案取舍时以各方案在各种状态下的最大损益值为标准（即假定各方案最有利的状态发生），在各方案的最大损益值中取最大者对应的方案。

最大最小决策原则：是指决策者在进行方案取舍时以每个方案在各种状态下的最小值为标准（即假定每个方案最不利的状态发生），再从各方案的最小值中取最大者对应的方案。

折中主义原则：最大最大决策原则和最大最小决策原则都是以各方案不同状态下的最大或最小极端值为标准的。然而，多数情况下决策者既非极端的保守者，也非极端的冒险者，而是在介于两个极端的某一位置寻找决策方案。

最小机会损失原则：是指用后悔值标准选择方案。后悔值是指在某种状态下因选择某方案而未选取该状态下的最佳方案而少得的收益。

等可能性原则：是指当无法确定某种市场状态发生的可能性大小及其顺序时，可以假定每一市场状态具有相等的概率，并以此计算各方案的损益值进行方案选择。假设各种方案产生的概率相同，通过比较每个方案的损益值的平均值来进行方案的选择。在利润最大化的目标下，将选择平均利润最大的方案；在成本最小化的目标下，将选择平均成本最小的方案。

（二）医学不确定性与不确定型决策

医学临床具有很强的不确定性，不确定型决策十分适用于临床决策。医学决策的复杂程度与许多因素有关，例如治疗效果、选择方案和患者承受能力等，这些都会影响医学决策的准确度。由于现代医学很多技术是面对未来的，从当下来看，技术的效果常常不明显，远期效果也不确定，因此，医学技术的这种不确定性也对临床诊疗决策提出了挑战。某些现代技术在治疗中带来的不良反应或附加伤害，常常让患者心有余悸，后悔采取当初的决策，甚至引发医患之间的矛盾。由于每个人的价值观不同，医疗的期望值、满意度也不一致，临床诊疗中就需要根据不同人群、不同情境做出不同的决策。

二、不确定型决策在临床决策中的应用浅析

（一）最大最大决策原则及其决策目标

最大最大决策原则为先选出各个方案中的最大损益值，再对各个方案内的最大损益值进行比较，并从中选取最大效益者，由此确定具体决策方案。在临床决策过程中，对各种处理方案的优劣做出对比，将最佳处理方式视为选择计划。例如，在选择肿瘤治疗方案过程中，期望达到根治结局且预防复发，尽管有很大隐患或者亏损情况，仍要采用广泛拓展切除肿瘤计划，希望达到最佳疗效。由此可见最大最大的决策原则的目的是在决策解决方案与自然状况都在最佳状况之下进行假定，是一种极端的目标，反映了决策者的冒险精神和乐观情绪，故又称冒险法、乐观法。

最大最大决策原则的决策目标就是效益最大化。在临床实践过程中，遵循这一原则的决策者往往存在侥幸心理，认为只要能够达成目的，无论损失多么巨大都没关系。如肿瘤诊断清晰且手术风险相对较低时，就常常会选择手术治疗的方案，以此获得快速治疗、效果良好的最大效益目标。然而，当选择扩大肿瘤切除方案时，风险也在增加，甚至可能危及患者生命，此时，应用该原则决策就具有较大的冒险性，需要根据患者的个人意愿或心理需求进行抉择。

（二）最大最小决策原则及其决策目标

最大最小决策原则是首先在不同方案中选出最小效益值或最小损益值，然后比较不同方案中的最小损益值，从中选择最大值者作为决策方案。这种决策原则的核心思想就是：尽量减少由于决策带来的损失，并且要尽量避免对未来的风险。最大最小决策原则通常被称为保守法或悲观法，因为这体现了一种避免最大风险发生而进行决策的倾向，即使面对最大风险可带来最大效益，也要选择效益一般但风险较小的决策方案。例如，肿瘤治疗决策中，宁可选择效果一般而风险最小的方案，也不选择效果最好但风险也极高的方案。

最大最小决策原则的决策目标指向损失最小，其所追求的是实际诊疗过程中常用的争

取损失最小的策略。虽然该原则将损耗最小作为目标，但是它并非全然是负面和悲观的。当所有治疗方案的最差自然状态都是风险时，该决策原则的目标便是选取风险最小的那一种，一般情况下也能获得比最小损失略好的医疗效果。由于医疗效果的不确定性，真正可以确定和作为限度的只有损失最小，此时该决策的最终目标是损失最小，同时还要从最低的医疗成本方案里选择一个最优结果。

（三）"介于收益最大和损失最小"的折中主义原则及其决策目标

折中主义原则就是将最大最大决策原则和最大最小决策原则的结果进行综合考量，以达到最佳的效果。为此，在决策中引入一个乐观系数 α（$0 \leqslant \alpha \leqslant 1$），根据各种诊疗方案的最大和最小损益值，通过乐观系数得出一个折中损益值，比较各方案的折中损益值，最终确定最优的解决方案。这一原则旨在消除冒险主义和保守主义的两种极端倾向，以便让决策者能够做出更加明智的决策。例如，既不愿意接受效果最好而风险最大的方案，也不愿意接受效果最差而风险最低的方案，而是会选择一种更加明智的、风险可控且效果较好的折中方案。显然，折中主义的目标是在损失和收益之间寻求平衡。

（四）"机会成本最小"的最小机会损失原则及其决策目标

最小机会损失原则也称后悔值法。该原则与经济学常用的机会成本概念密切相关，首先计算出在不同自然状态下各个方案的机会成本，即后悔值，然后选择后悔值最小的决策方案作为最终方案。这种决策原则的目标在于让决策方案的后悔值最小或机会成本最低。经济学上的后悔值是在特定市场需求状态下的最大损益值与各个方案在同一需求状态下的损益值之差。然而在临床医学中，某一治疗方案的"后悔值"很难用数字计算出来，只能靠决策者凭主观意向判断。

（五）"期望收益值最大"的等可能性原则及其决策目标

等可能性原则运用了期望值这一概念，以未来各种自然状态的发生概率相等的假设为基础，即在同等概率条件下，将损益期望值最大的决策方案列为最佳方案。等可能性原则的决策目标是期望收益最大。实际上，该原则采用的是一种反证求解的思维方式，即在各种自然状态的可能性基本相等或差别很小的时候，在此基础上进行等概率假设是可行的。等可能性原则考虑到各种状态下可能出现的各种结果较为全面，重视全局状态，决策者往往追求最大化的平均效益。

三、不确定型决策原则应用中需要注意的问题

（一）不确定型决策误区与可靠性考量

不确定型决策原则虽然可以为临床诊疗提供指导，但也存在着一定的局限性，在应用过

程中，往往会出现一些错误或问题，导致决策不能很好地适应决策环境，这主要是因为决策者未能充分考虑到决策原则的可行性，从而影响了最终的决策结果。尽管预测可以提供最佳结果，但在实际应用中，预测结果往往无法发挥出最大的效用，只有采用科学的程序和方法，才能做出真正的科学决策。决策的成功取决于决策者的思维和意愿。鉴于治疗效果的复杂性，在临床医学中，最佳的决策结果无法像在经济学中被精确地量化，因此，其效益值、后悔值和期望值等都无法用数字准确表达，需要根据实际情况进行模糊划分。因此，在临床诊疗决策过程中，决策者必须充分考虑决策原则的可靠性和可行性。

由于不确定型决策是决策者在对环境情况一无所知的条件下进行的决策，这时决策者主要根据个人的主观倾向进行决策。每位决策者都会拥有自己独立的思考方式，不同决策者的主观倾向有所不同，做出的决策也不尽相同，而不同的决策原则对一些特殊问题可能反映出不同程度的不适应性或决策错误。例如，方案一采取广泛性扩大手术治疗，理论上可以达到根治肿瘤的效果，但同时伴随有组织伤害以及发生其他风险的可能；方案二选择姑息手术治疗，将肿瘤及其周围浸润组织切除，而不过度进行淋巴结或易感器官切除，在病理学上可以达到基本根治的效果，而伴随风险却大大减少或风险系数为 0。若应用最大最大原则，则决策时应选择方案一，但实际上决策者常常会选择方案二，其主要原因是方案二基本没有风险，其可靠性接近 100%。由此可见，最终的临床决策并非选择治疗效果最佳的方案，而是选择令患者、医生都最满意的方案。从经济学和统计学角度得出的最优方案，在医学临床中不一定是患者认可的最满意方案。因此，在进行临床诊断时，应该全面评估各种复杂因素的相互作用，综合考虑多层关系以及可能存在的风险，以便做出更加明智、更加可靠的决策。

（二）决策中的健康经济学与经济成本效益

临床诊疗决策不仅要考虑生理治疗效果，还要考量患者的生活质量和医疗费用等因素。近年来，健康经济学逐渐引入医疗卫生服务体系，并受到广泛关注。健康经济学是对患者生活质量的研究，也称为健康与疾病经济学。经济成本效益分析主要是对临床治疗决策的成本和健康效果的检测与评估。患者追求的最佳治疗效果是既要消除生理上的病患，又要在最低医疗费用下确保其健康和生活质量不变，即健康成本与经济成本效益共同考虑。医生应依据健康成本与经济成本效益，做出有针对性的、有效的、可持续的、可控制的决策方案，以达到在减少疾病的同时，改善患者的身体状况及提高生活品质的目的。当制定诊疗方案时，医生应该全面评估患者的经济成本效益和生活质量等问题。

当今临床医生进行决策选择的主要根据是治疗指南，但这种做法过于标准化与规范化，往往缺乏个性和灵活性，无法有效地对患者的经济成本问题和预后生活质量问题进行指导。例如，对某些患者来说，标准化的扩大手术治疗或化疗，可能会使患者的生活质量严重下降。因此，医护人员需要针对患者的情况采取有效的治疗措施，并且要随着情况的改变适时调整治疗方法，以达到最佳的治疗疗效。当今对治疗指南的质疑，主要在于医疗费用显著增长，而医疗质量并未相应提高。临床上部分所谓的"积极治疗"，其效果只是通过费用高昂的手术或其他治疗手段，延缓患者死亡的过程，忽视了生命存在的价值和意义。

（三）医患共同参与式诊疗决策的选择

由于治疗效果具有多义性，决策中对最大效益的评定也不确定。例如，对于治疗效果，医生可能认为效果达到了预期结果，而患者却感到不够满意；反之，对于某些没有临床意义的肿物，医生认为不必切除，但患者却积极要求进行切除治疗。很多时候，医生和患者的决策并非一致，医生认为的最佳决策并不一定是患者的最佳决策。因此，医生务必提高对医患共同参与诊疗模式的重视，积极、主动、及时地与患者沟通，告知其治疗的相关风险，在信息对称的基础上，与患者共同做出适宜的诊疗决策。在临床实际中，医生做出的诊疗决策常常是主观和易变的，没有对患者做出详细的解释。据一项对 12 所医疗机构麻醉医生的调查显示，麻醉医生通常会告知患者手术中高发生率的风险，而很少告知其低发生率的风险，如麻醉医生通常会告知患者手术可能造成永久性后遗症或死亡等高发生率的风险，但常常有意或无意地忽略低发生率的严重并发症的告知。这在不确定型决策中很容易误导患者，使其做出不适宜的决策，从而也种下医患冲突的种子。

经济学决策分析将风险视为一种可以被有效控制的经济现象，把决策行为完全视为一种经济行为，其核心原则是通过合理的决策来获得最大的经济利益和实现最佳的社会效益。然而，心理学决策研究更加关注决策者的情感、价值观、心理偏好、动机以及道德观，这些都会对决策者的决策产生深刻且重大的影响。当今的临床决策涉及心理和社会的诸多因素，是一个复杂的决策过程，不确定型决策的应用仍需要进行多层次、多因素的考量，需要决策者拓展智慧层面、建立整体理念、运用辩证思维，在不确定条件下，探索适应现代医学复杂环境下的科学决策之路。

第四章　医院管理学概述

第一节　管理的概念与管理学理论

　　管理是人类社会活动的重要组成部分，是一切有组织的社会劳动必不可少的活动过程。管理是人类社会发展的关键环节，涉及如何有效地利用有限的资源，以满足多种目标的需求，并且能够有效地组织、控制和协调资源，以及如何激发和引导最重要的人力资源。因此，管理者需要深入思考，以便更好地利用有限的资源满足实现多种目标的需求。

一、管理的概念

　　管理是一个科学概念，可以视为一种控制、协调、指导、调节等多种活动的综合性过程。管理的本质及其目的存在多种解释，在学界对于管理的定义也尚未形成共识。由于研究管理时的出发点不同，不同的专家学者对管理所下的定义也有所不同，但都从某个侧面反映了管理的一部分内涵。部分学者重视工作任务，他们认为，管理可被视为一种集体合力，通过各方面的配合，实现更高水平的结果。对于强调管理者个人领导艺术的学者而言，管理就是领导，基于组织中一切有目的的活动都是在不同层次的领导者的领导下进行的，组织活动是否有效，取决于这些领导者个人领导活动的有效性。强调决策作用的学者认为，管理就是决策。

　　孔茨在《管理学》中提出，管理就是设计和保持一种良好的环境，使人在群体里高效率地完成既定目标；斯蒂芬·罗宾斯认为，管理是同别人一起，或通过别人使活动完成得更有效的过程；丹尼尔·雷恩认为，管理是指管理者为有效地达到组织目标，不断地对组织资源和组织活动进行有意识、有组织的协调活动。

　　管理要解决的本质问题是有限资源与组织目标之间的矛盾。管理活动具有以下内涵：①管理采取的措施是计划、组织、控制、激励和领导五项基本活动，又被称为管理的五大基本职能。②通过五项基本活动，管理者对人、财、物、信息、时间等组织资源进行有效的协调与整合。③管理作为一种有目的的活动，必须为有效实现组织目标服务，以使整个组织活动更加富有成效，这也是管理活动的根本目的。④管理活动是在一定的环境中进行的，环境既给管理创造了一定的条件和机会，同时也对管理形成了一定的约束和威胁，有效的管理必须充分考虑组织内外的特定条件。

（一）管理具有必然性

管理是共同劳动的产物。随着社会化生产的不断进步，管理也得到了强化和发展，如今已广泛适用于绝大多数社会领域，成为现代社会极为重要的社会功能。当今，由于科技不断发展，资源配置日益合理，管理的作用日益凸显，管理成为经济社会发展的关键因素。在这个全球化时代，一个国家的经济和社会发展水平与其管理水平密不可分。

（二）管理具有两重性

管理具有两种不同的属性：一种是与生产力相联系的管理的自然属性，管理是促进经济增长的自然因素，通过组织生产力、协作劳动，使生产过程成为一个统一整体所必需的活动，管理的效果取决于生产力发展水平和劳动社会化程度；另一种是与生产关系相联系的管理的社会属性，管理是管理者维护和巩固生产关系，实现特定生产或业务活动目的的一种职能，管理的效果取决于社会关系的性质和社会制度。

（三）管理具有不确定性

影响管理效果的因素往往很多且无法完全预知。其中最难准确把握的就是人的因素，包括人的思想、个性和人际关系等，这些因素都是管理的主要对象，但它们又都是不确定和模糊的，故管理的对象和结果具有不确定性。

（四）管理既是科学又是艺术

管理是一门科学，它既要求客观性，又要求实践性，同时还要求理论系统性，追求真理，并不断发展。管理的科学性还体现在它强调客观规律，研究的对象和管理的规律都是客观存在的。同时，管理也是一门艺术，它要求人们能够运用掌握的知识以及精湛的技能，达到预期的目标，具有实践性、创新性、原则性和灵活性等特点。

二、管理学理论

（一）古典管理理论

管理的形成受早期人类社会的经济和文化的双重影响。早期的管理主要依靠个体的直觉和主观判断进行，缺乏科学的标准和体系，被称为经验管理或传统管理。从19世纪末到20世纪初，整个社会经济迅速进步，管理理论也得到了极大的发展，以泰勒的科学管理理论和法约尔的一般管理理论为代表。

1. 科学管理理论

泰勒于1856年出生在美国费城一个富裕家庭，主要代表著作有1895年的《计件工资制》、1903年的《工场管理》和1911年的《科学管理原理》等。《科学管理原理》奠定了科学管理理论的基础，标志着科学管理正式形成，泰勒也因此被称为"科学管理之父"。泰勒的主要思想和贡献是：指出管理的中心问题是提高劳动生产率；将工时研究与劳动方法标准化；科学地挑选与培训工人，实行差别计件工资制；管理职能与业务职能分离；强调科学管理的核心是"一场彻底的心理革命"。

2. 一般管理理论

在以泰勒为代表的美国学者大力倡导科学管理的同时，欧洲也出现了一些古典管理理论，其中影响最大的要属法约尔的一般管理理论。法约尔将企业的全部活动概括为六种工作，即技术性工作、商业性工作、财务性工作、会计性工作、安全性工作和管理性工作。法约尔在 1916 年出版了《工业管理与一般管理》一书，书中第一次提出了一般管理理论。法约尔的主要管理思想与贡献是：从经营职能中独立出管理活动；最早提出管理的职能；系统地总结管理的一般原则；研究等级制度与沟通；倡导管理教育。

（二）中期管理理论

1. 人际关系理论

尽管泰勒的科学管理理论与法约尔的一般管理理论在 20 世纪初对提高企业的劳动生产率产生了很大作用，但是通过这些理论和方法仍未能解决劳动生产效率低的问题。此时，一种新的学术流派——人际关系学应运而生，它旨在探索如何通过激发职工的潜能实现经济增长，为以后的行为科学学派的建立奠定了基础，这也是由科学管理过渡到现代管理的跳板。人际关系学派的代表人物是美国哈佛大学的心理学教授梅奥，其代表作为《工业文明的人类问题》。人际关系理论源自著名的霍桑试验，试验结果表明，影响生产效率的最重要因素不是待遇和工作条件，而是工作中的人际关系；生产不仅受物理、生理因素的影响，更受社会环境及社会心理因素的影响。梅奥强调，企业中的人首先是"社会人"，而不是早期科学管理理论所描述的"经济人"，生产效率主要取决于职工的工作态度和人们的相互关系，此外，还应重视"非正式组织"的存在与作用。

2. 系统组织理论

巴纳德的中期管理思想深刻影响了后来的学术界，他也被誉为社会系统学派的创始人。社会系统学派的系统组织理论认为，社会的各个组织都是一个合作的系统，而各个合作系统都是社会这一协作系统的某个部分或方面；任何组织的存在和发展都必须具备三个条件，即明确的目标、协作的意愿和良好的沟通；组织必须符合组织效力和组织效率这两个基本原则，组织效力是指组织实现组织目标的能力或实现组织目标的程度，组织效率是指组织在实现组织目标的过程中满足成员个人目标的能力或程度。

（三）现代管理理论

现代管理理论产生与发展的时期为 20 世纪 40 年代到 20 世纪 70 年代，这是管理思想最活跃、管理理论发展最快的时期，也是管理理论步入成熟的时期。第二次世界大战以后，世界政治趋于稳定，生产社会化程度日益提高，现代科学技术发展日新月异，人们对管理理论也日渐重视，这时期涌现出许多新的管理理论和学说，并形成众多学派，故这一时期也被称为"管理理论丛林"，其代表性学派如下。

1. 管理过程学派

管理过程学派以法约尔、厄威克、古利克、孔茨、奥唐奈等为代表人物。他们强调，无论是什么性质的组织，管理者的角色都应当一致，即管理者的职能是确定的。该学派将管理职能分解为五个主要方面，包括计划、组织、人员配备、指挥和控制，这五个方面共同构成了一个完整的管理过程。管理是一种广泛存在的工作，管理职能具有普遍性，即各级管理人员都执行着管理职能，但侧重点不同。

2. 行为科学学派

行为科学学派是在人际关系理论的基础上发展起来的，代表人物及其代表作有：马斯洛《激励与个性》、赫茨伯格《工作的推动力》、麦格雷戈《企业的人性面》。该学派认为管理是经由他人达到组织目标，管理中最重要的因素是对人的管理，所以要研究如何调动人的积极性，创造一种能使下级充分发挥力量的工作环境，并在此基础上指导他们工作。

3. 决策理论学派

决策理论学派从社会系统学派发展而来，代表人物是 1978 年诺贝尔经济学奖获得者西蒙，其代表作为《管理决策新科学》。该学派认为，管理就是决策，管理活动的全部过程都是决策的过程，管理以决策为特征；决策是管理人员的主要任务，管理人员应该集中研究决策问题。

除上述代表学派外，现代管理理论还包括：以伯法为代表的管理科学学派、以伍德沃德为代表的权变理论学派、以德鲁克和戴尔为代表的经验主义学派、以卡斯特和罗森茨韦克为代表的系统管理学派等。21 世纪以来，社会经济迅速发展，特别是信息技术的发展与知识经济的出现，导致世界形势发生了非常大的的变化。面对信息化、全球化、经济一体化等新形势，管理出现了一些全新的发展，这些新发展代表了管理理论的新趋势，包括企业文化、战略管理思想、企业流程再造、学习型组织和虚拟企业等。同时，现代管理也出现了战略化、信息化、人性化和弹性化等趋势。

第二节　医院管理概述

一、医院管理及医院管理学的概念

（一）医院管理的概念

医院管理是指根据医院的环境和特点，运用现代管理理论和方法，通过计划、组织、控制、激励和领导等活动，使医院的人力、物力、财力、信息、时间等资源得到有效配置，以期更好地实现医院整体目标的过程。医院管理活动的目的是在有限的医疗卫生资源条件下，实现医院最佳的社会效益和经济效益，发挥医院的整体效能并创造出最大的健康效益。医院管理的主要任务是认真贯彻执行国家的卫生方针政策，增进医院发展活力，充分调动医院及医务人员的积极性，不断提高医院服务质量和效率，更好地为人民健康服务，为构建社会主义和谐社会服务。

（二）医院管理学的概念

医院管理学是运用现代科学管理的理论和方法，研究并阐明医院管理活动的规律及其影响的应用学科。医院管理学是有着重大意义的学术研究领域，是管理学的一个分支，也是一门理论性、实践性、综合性较强的学科。医学管理学既与医学科学相联系，又与其他社会科学及自然科学紧密相连，是医学和社会科学的交叉学科。医院管理学与管理学、组织行为学、社会学、公共政策学、经济学、卫生事业管理学、卫生经济学、卫生法学、卫生统计学、流行病学等多种学科有着十分密切的关系。

二、医院管理研究的主要任务

医院管理研究的目的是发现医院管理活动的客观规律，完善和发展医院管理理论，从而通过医院管理理论指导医院管理实践。医院管理研究的主要任务是研究医院系统的管理现象和运行规律，医院系统在社会系统中的地位、功能和发展的制约条件，医院管理体制，监督、补偿、治理和运行等机制，进行医院内部组织领导、经营管理、质量控制和资金、人力、物流、信息等要素的组织协调等。

医院管理研究综合运用政策学、经济学、管理学的原理和方法，研究影响医院发展的宏观管理体制、运行机制，目的是提高医院内部管理水平、运营效率，促进医院实现组织目标、提高医院工作效率、增加医院工作成果。

三、医院管理学的研究对象、研究内容和学科体系

（一）医院管理学的研究对象

医院管理学的研究对象主要是医院管理中涉及的要素、医院系统及各子系统的管理现象和规律。此外，还需要深入探讨医院系统在社会中的地位、作用和发展的限制因素。

（二）医院管理学的研究内容

医院管理学的研究内容主要包括：医院管理的基本理论和方法，与医院管理紧密相关的卫生发展战略与卫生政策、卫生服务体系、卫生资源及筹资体系等卫生管理内容，医院人力资源管理、质量管理、信息管理、财务管理、经营管理、后勤保障管理、绩效管理等。

也有学者认为，应将医院管理学研究分为理论研究、宏观政策研究、服务体系研究、微观运行管理研究等内容。理论研究内容包括医院管理思想、管理原则、医院管理研究方法论、研究对象、学科体系、医院管理职能等。宏观政策研究是运用系统论思想研究医院在卫生体系中的地位、作用及运行规律，管理、运行和监管机制，以及医院整体发展思路和战略目标等内容；还包括法律法规、政策、税收、支付等政策环境，群众卫生服务需要、需求等社会环境，以及经济环境和竞争环境等政策环境方面的研究。服务体系研究包括对医疗服务体系、区域医疗规划及资源配置、城乡医疗服务网、医院分级管理等的研究。微观运行管理研究是运用管理学基本理论，研究医院管理的各个环节，如领导、计划、决策、控制、效率（人员、设备的利用）、医院业务流程管理等内容，还包括组织人事管理、经营管理、质量管理、财务管理、信息管理、后勤管理等运行管理等方面的研究。

（三）医院管理学的学科体系

医院管理学是一门涉及多个领域的学科，它的研究内容十分广泛，因此，有必要细化其学科体系，以便明确其研究对象、研究范畴及与其的有机联系，促进医院管理学的学科建设和发展。然而，关于医院管理学的学科体系目前国内外尚未形成完全统一的观点，有些学者以医院科室和部门设置为基础进行分类，如医疗科室管理、医技科室管理、护理管理、病案管理等；有些学者则将其划分为业务管理、行政管理、经济管理等类别。以上分类方法概念不够清晰，难以形成理论体系。为了更好地突出医院管理学的理论性、全局性、层次性、实践性和实用性，许多医院管理学家将其划分为综合理论和应用管理两大类，以便构建一个完整、全面的医院管理理论体系。

1. 综合理论部分

综合理论部分也被称为医院管理学总论，主要研究医院管理的基本原理与医院概论等基本理论问题，包括医院管理学的概念、研究对象、学科体系与发展，医院管理职能和方法，医院管理的政策等。在前后文均有简要描述，此处不作赘述。

医院概论旨在从社会角度探讨医院的发展历程、定义、类型、性质、地位、职责、任务、功能、政策、发展趋势以及相关法规，以期为更好地了解医院的运行机制提供有效的参考。

此外，还要研究医院体系的管理，包括医院管理体制、治理机制、补偿机制、运行机制和监管机制等，医院服务体系的布局与发展规划，医院资源的筹集与使用（如医疗保障制度、医院支付方式改革等），城乡医疗服务网的建设和医院之间的协作等。

2. 应用管理部分

应用管理部分也可以称为医院管理学各论，主要研究医院管理系统中既有联系又有区别的各个要素及相互之间的关系。由这些要素形成各个专业的管理，有些专业管理又可以分为若干子系统。

（1）组织管理：为了实现医院目标，医院管理者将医院的人员群体按照一定的功能分工划分成相应的组织机构并将其有机结合，使之成为一个按一定的方式与规则进行活动的集合体，这就是组织管理。通过组织管理，医院的组织机构可以成为实施各项活动的基础，组织管理也可以作为整个医院管理的基础。

（2）人力资源管理：人力资源是组织中的第一财富，这一点在医疗行业尤其突出。医院人力资源管理包括人员的录用、培养、使用、编配，职权的划分以及医德医风建设等。人力资源管理水平是决定医院水平的关键因素之一。

（3）质量管理：通过系统地规划、实施、监督与控制，质量管理能够大幅提升医院的整个运营流程，不仅能够保证医疗服务的及时性、有效性、安全性，还能够提升患者的满意度、医疗工作效率、医疗技术经济效果等。质量管理可以具体划分为医疗管理、技术管理、质量改进管理和安全管理。

（4）信息管理：构建信息系统，通过处理信息以及有效管理情报资料，医院可以实现科学的病历记录、资料收集、数据分析等信息管理。信息管理作为一项专业管理内容，贯穿在各项专业管理及其相互联系的过程之中。

（5）财务管理：通过精确的经济核算与成本分析，能有效地控制医疗投入，减少不必要的损失与浪费，充分利用有限的资源，以较少的财力和物力发挥较大的医疗技术经济作用，既保证医疗业务的开展，也能满足不断增长的临床服务需求。

（6）经营管理：是一个从医院经济实体性的角度，将医院经济活动与医疗服务活动相结合，社会效益与经济效益相统一的经济管理过程。医院经营的主业是医疗服务，同时有科研、教学、预防保健、医药器材物品生产与加工，以及其他生产经营活动。

（7）科教管理：科教管理是将现代管理学原理、方法应用于医院的科研活动以及教学活动中，调动临床科研人员和医院相关部门的积极性，实现其在科研活动中各要素的最佳组合并发挥最大效能。科教管理涉及科研规划、科研实施、制度建设、人才招聘、资金使用、临床医学、教育管理、住院医师规范化培训、继续医学教育等多个方面。

（8）后勤管理：针对医院的核心任务，采取有效的措施，包括但不限于确保能源供应、维护环境卫生、定期保养维修设备、安排车辆、提供优质的生活服务、合理配置药品器械、有效管理医疗设备，确保医院正常运转。后勤管理可以分为总务保障管理、物资管理和设备管理。

医院管理系统各部分的管理目标不尽一致，医院作为一个整体系统有一个总体目标，医院各个子系统的运行和管理都必须围绕医院总体目标而进行。医院的各项专业管理各有特点，但又密切联系，在实际管理工作中相互交叉、难以分割。随着社会的进步，"以人为本"的医疗服务观与"以患者为中心"的医护观正逐渐被大众认可，并且被广泛应用于当今的医院管理领域。如何完善医疗服务体系，改革医院管理体制和治理、运行、补偿和监管机制，转变医院发展模式，加强医院内部管理，减轻患者负担等已经成为当前医院管理研究的重要内容。进一步提高医院服务质量、改善患者就医体验、推动医院信息化建设、加强为患者服务的质量意识、增加为患者服务的质量信心，则是医院管理学研究的长久课题。

第三节　医院管理学的方法论与基本原则

一、医院管理学的方法论

方法论是指认识世界和改造世界的一般方法，方法论可分为哲学方法论、一般科学方法论、具体科学方法论。哲学方法论是关于认识世界、改造世界、探索实现主观世界与客观世界相一致的最普遍的方法理论；一般科学方法论是研究各门学科的方法理论，带有一定的普遍意义，适用于许多领域；具体科学方法论是研究某一具体学科，涉及某一具体领域的方法理论。三者相互依存、相互影响、相互补充，对立统一。哲学方法论在一定意义上对其他方法论具有决定性作用，它是其他方法论的概括和总结，是最为普遍的方法论，对一般科学方法论和具体科学方法论有着指导意义。

每一门学科都有其方法论，也就是总的指导思想和原则。我国医院管理学的方法论包括：①必须从我国的国情和医院发展的实际出发，掌握有关社会科学、现代管理科学和医学科学等知识，并以此为基础，运用一般科学研究的基本方法，如定性调查的方法、统计和实验等定量的方法、综合分析的方法等，开展管理工作。②要研究现代管理科学在医院管理中的应用，需紧密结合国情和实际，借鉴国内外先进的科学管理理论和经验。③要重视我国医院管理的实践经验，全面理解医院作为社会事业重要组成部分的性质，坚持社会效益第一的原则和促进人们健康的根本宗旨，合理运用医院管理的相关理论和方法。

二、医院管理学的基本原则

医院管理学的发展既要遵循哲学层面的普遍客观规律，也要遵循管理科学层面的一般规律，还要紧密结合本学科领域的特点。医院管理学的发展应坚持以下原则。

（一）遵循医院管理的客观规律

马克思主义哲学指出，规律是事物运动过程中固有的稳定的、必然的联系。规则既体现了实体、环境和行动的相互依赖，又反映了它们的内在特征，构成了一个完整的体系，是一切实体的基础。管理则更加强调这种客观的规则不受任何主体的影响。医院管理者的责任就是要正确认识并把握医院管理的客观规律，充分了解和掌控医疗机构的内部机制，采取有效的措施来提高工作效率，促进机构的可持续发展。

（二）坚持发展的观点

一切客观事物都处在不断运动、发展、变化之中，因此，医院管理也需要不断改变。面对日新月异的情况和问题，医院管理者需要具备动态性、灵活性和创造性，以满足不断变化的客观需求。要坚定地追求发展的理念，勇于探索创新，绝不能满足现状、故步自封、墨守成规、停滞不前、思维僵化。

（三）坚持系统的观点

所谓系统，一般是指由相互作用和相互依赖的若干组成部分相结合而组成的具有特定功能的有机整体。任何系统都不是孤立的，一个系统通常会包含更低层次的系统，同时又处在更高层次的系统之中，系统的内部和外部都在不断地进行物质、能量、信息的交换。系统的观点就是把所研究的事物看作一个整体。从系统的观点出发，研究医院管理必须坚持将医院作为一个整体加以研究。医院作为一个系统，由人员、设备、物资、经费、信息等要素组成，并按功能划分为若干子系统及更低层次的系统，形成层次结构。

（四）坚持"以人为本"的理念

人在社会的构成和运行中扮演着至关重要的角色，这也是一切活动最重要的资源。人不仅仅是组织的核心力量，更是社会进步的催化剂，人的行为和思维会影响社会的未来。调动人的积极性，已成为现代管理的一个重要观点。传统管理以管理事务为主体，现代管理则转变为以人为主体，即只有充分调动人的积极性、主动性、创造性，才能实现管理的目标。在医院系统中，医院管理既要充分调动医院职工的积极性、主动性和创造性，又要切实尊重患者、服务患者，真正做到"以人为本"。

（五）遵循医疗行业特点

医疗行业作为一个服务行业，有着显著特点。医院是一个劳动、知识和资金密集型的组织，对生产诸要素中劳动力的素质依赖明显；医疗服务具有区域性、连续性、协调性和可记性等特点，且调节供需矛盾的方法少、效果差、难度大、周期长；医疗服务的产出直接依赖于服务对象（即患者）的协作，而医疗服务的服务对象严重依赖于服务提供者（即医护人员）；由于医疗服务的需求弹性较小，医疗服务的价格和服务的效用、意愿的关系并不紧密。医院提供的服务是直接面对服务对象的即时性供给，具有明显的不确定性、专业性、垄断性和不可替代性，同时医院提供的服务在客观上要求无误和完整；医疗服务的对象具有明确的目的性，即以较少的花费治愈自身疾病，但其寻求服务的过程则是盲目的、被动的和不确定的。

第四节　医院管理的职能

管理职能是指一个组织、机构或事物应有的作用。管理职能是管理系统功能的体现，是管理系统运行过程的表现形式。管理者的管理行为可以通过实施一定的管理职能来实现，每个管理者工作时都在执行职能中的某个或几个部分。医院管理的核心任务是制定和执行有效的管理策略，确保医院有效运行。管理职能通常包括计划职能、组织职能、控制职能、激励职能、领导职能等。现结合医院管理的具体内容逐一做出说明。

一、计划职能

计划是管理活动最基本、最关键的部分，是管理的首要职能。计划涵盖了未来发展规划、达到预期结果所需的步骤、所需耗费的资源以及最终责任者。计划贯穿于整个管理工作过程，是管理工作中必不可少的内容，其具有如下特点：①目的性，即计划职能为目标服务。②第一性，管理过程中的其他职能都只有在计划职能确定了目标后才能进行。③普遍性，计划职能在各级管理人员的工作中是普遍存在的。④效率性，计划要讲究经济效益。⑤重要性，计划是管理者指挥的依据，是控制的基础。

计划职能也是医院管理的首要职能，主要包括确定医院目标、实现目标的途径和方法等具体内容，其中目标又可分为医院的整体目标和部门的分目标。按照计划的时间分类，可以分为长期计划、中期计划和短期计划。长期计划是战略性计划，它确立医院在较长时期内的目标，是对医院发展具有长期指导意义的计划；中期计划介于长期计划和短期计划之间，是指在一段时间内，对医院的发展步调、重点任务等做出的计划；短期计划通常是指年度计划，它是根据中长期计划规定的目标和当前的实际情况，对年度计划的各项活动做出的总体安排。按照计划的内容分类，可分为整体计划和部门计划。整体计划是指对整个医院都具有指导意义的计划，如医院总体发展规划。部门计划是指医院科室和部门的工作计划，如医疗计划、药品计划、财务计划、人员调配计划、物资供应计划、设备购置计划、基建维修计划等。

计划是一项重要的管理任务，是医院各级管理者要完成的一项劳动，是一种预测未来、设计目标、决定政策、选择方案的连续程序。所以在制定计划和目标时，要进行调查研究和预测，并在分析比较的基础上选择最佳的方案，从而实现有效的医院管理。

二、组织职能

组织是为达到某些特定目标，经由分工和合作及权利和责任制度而构成的人的集合。为此，管理者必须建立一套有效的、持续的工作系统。该系统包括：建立体制、机构，选拔和配备工作人员，明确职务、权限和责任，制定工作流程、规范及有效的指挥机制，目的是保证单位的工作能够有序、协调地进行。

组织有以下基本含义：目标是组织存在的前提，组织是实现目标的工具，分工合作是组织运转并提高效率的基本手段，组织必须具有不同层次的权利和责任制度，组织的工作系统必须是协调的。

医院组织是为了实现医院目标，以一定的机构形式，将编制的人员群体进行有机组合，并按一定的方式与规则进行活动的集合体。医院组织通常遵循特定的原则和准则，协调工作流程，确保患者能够得到最佳的治疗和护理。医院组织设置的原则主要考虑以下几点：①管理宽度原则，一个管理者有效指挥下属的人数是有限的。②统一指挥原则，一个人只能接受一个上级管理者的命令和指挥。③责权一致原则，赋予下属责任的同时，必须赋予下属相应的权力。④分工协作原则，按照不同专业和性质进行合理分工，各部门也要协调和配合。⑤机构精简原则，在保证机构正常运转的前提下配置少而精的管理人员。

在制定医院的组织架构时，必须从医院的工作性质和任务规模出发，适应自身的职能需要。此外，医院管理者还必须制定一套完善的、可持续的运营流程，以确保下属能顺利完成各项任务。医院组织工作的一般程序为确定医院目标、建立有效的组织架构、合理分配资源、明晰职能和职能分工、授予相应权责、进行内部交流与协商等。

三、控制职能

控制是指组织在动态变化过程中，为实现既定的目标而进行的检查、监督、纠偏等管理活动。控制既是一次管理循环过程的重点，又是新一轮管理循环活动的起点。按照控制活动的性质分类，控制可分为预防性控制、更正性控制；按照控制点的位置分类，可以分为预先控制、过程控制、事后控制；按照信息的性质分类，可以分为反馈控制、前馈控制；按照采用的手段分类，可以分为直接控制、间接控制。

无论是惯性运作还是各项工作计划的执行，医院都必须在有控制的条件下进行。医院内的控制通常可以分为三种。第一种是事前控制，又称前馈控制，是指通过情况观察、规律掌握、信息收集整理、趋势预测等活动，正确预计未来可能出现的问题，并在其发生之前采取措施进行防范，将可能发生的偏差消除在萌芽状态，如制定并实施各种规章制度，开展医疗安全、药品安全、预防医院感染等活动。第二种是事中控制，又称过程控制，是指在某项经济活动或者工作过程中，管理者在现场对正在进行的活动或者行为给予指导、监督，确保证活动和行为按照规定的程序和要求进行，如诊疗过程、护理过程等。第三种是事后控制，又称后馈控制，是指将实行计划的结果与预定的计划目标相比较，找出偏差，并分析产生偏差的原因，采取纠正措施保证下一周期管理活动的良性循环，如医疗事故的处理等。

四、激励职能

激励是人类活动的一种内心状态，它具有加强和激发动机、推动并引导行为朝向预定目标的作用。激励有助于鼓舞员工的热情、唤醒员工的潜在潜力、提升员工的创造力、促使员工智力和体力能量的充分释放，会产生一系列积极的行为；有助于员工将个人目标与组织目标统一起来，把个人目标统一于组织的整体目标，激励自己为完成工作任务做出贡献，从而促使个人目标与组织目标共同实现；有助于增进组织的团队凝聚力、提高员工的协同合作精神，促进组织内部各组成部分的协调统一。

医院管理者要对员工进行培训和教育，充分调动员工的积极性、创造性，使员工不断提高自身业务水平，更好地实现组织目标。正确的激励应遵循以下原则：①组织目标与个人目标相结合的原则，将医院的组织目标与个人目标较好地结合，使个人目标的实现离不开为实现组织目标所做的努力。②物质激励与精神激励相结合的原则，既要做好工资、奖金等基本物质保障的外在激励，也要做好满足员工自尊心和自我实现需要的内在激励。③正负激励相结合的原则，即运用奖励和惩罚两种手段对员工进行激励或约束。

目前医院激励员工的手段与方法包括：①物质激励，其中最为常见和突出的是职工的工资和奖金，通过金钱满足员工最基本的需要。②员工参与管理，参与管理是指在不同程度上让员工参与组织决策和各级管理工作的研究和讨论，能使员工体验到自己的利益同组织利益密切相关而产生责任感。职工代表大会是目前医院员工参与管理的主要形式之一。③工作成就感，使工作具有挑战性和富有意义，满足员工获取成就感的内在需求，也是激励的一种有效方法。④医院文化建设，通过建设富有特色的医院文化，增强组织的凝聚力和员工的归属感，从精神上激励员工产生自尊和责任感。

五、领导职能

领导是在一定的社会组织或群体内，为实现组织预定目标，管理者运用法定权力和自身影响力影响下属，并将组织行为导向组织目标的行为。领导的主要职责包括设计目标、提出战略、做出决策、制定计划、执行计划以及监督计划执行情况等。

领导职能是管理者根据社会发展的趋势，为了达成特定的社会愿景以及满足社会发展的期望，而开展的一切必要的领导活动的职责和功能。医院领导职能包括规划、决策、组织、协调和控制等。有效的领导工作对于确保医院高效运行并实现组织目标至关重要。在医院管理活动中，各个方面都贯穿着一系列的领导和决策活动。从我国医院管理现状来看，管理者在现代医院管理中的作用越来越大，地位也越来越重要。领导的本质是妥善处理好各种人际关系，目的是形成以主要管理者为核心、团结一致为实现医院发展目标而共同奋斗的一股合力。

随着社会的发展，我国医院的管理模式也发生着巨大的改变，医院的领导体制也在不断地变化。从传统的院长负责制到现代的集团管理模式，再到一些新兴的企业管理模式，这些模式都需要更加灵活和高效的运作。院长负责制是目前我国医院领导体制的主体形式，其中，院长拥有完整的行政和业务决策权力，而党委则承担起监督的重任，同时，职工通过职工代表大参与医院的民主管理与民主监督。公立医院院长受卫生行政部门委托全权管理医院，对行政、业务工作全面负责，统一领导。当前，新一轮的医药卫生体制改革正在全面深化中，我国医院的领导和管理体制也将随之发生相应的改变。

第五章 医院卫生应急管理

第一节 卫生应急管理概述

一、应急的概念

应急是指对正在发生和预测将要发生的突发事件采取的防范、应对措施和活动。广义的应急是指立即采取某些超出正常工作程序的行动，以避免事故发生或减轻事故后果。应急的结果是：①通过人们的及时行动化解了危机，使紧急事态得到缓解，并恢复到常态。②紧急事态未能出现缓解，仍处于紧急状态，表现为紧急事件。③应急措施未能有效逆转和控制紧急情势，事态呈现危机状态，危机进一步深化，呈现为灾难性事件。

二、卫生应对与卫生应急的概念

卫生应对旨在通过有效的措施来预防和减少突发公共卫生事件的发生，有效地抑制、缓解或者避免由此带来的严重的公共卫生威胁。同时，卫生应对也是控制和消除其他突发公共事件所引发的严重公共卫生和社会危害而采取紧急医学救援和卫生学处理的行为。其主要活动包括监测预警、风险评估、现场调查与处置、紧急医疗救援、危机沟通、心理援助、恢复和重建等。

卫生应急有狭义和广义之分。狭义的卫生应急主要是指突发公共卫生事件发生后，人们所采取的紧急响应、处置和控制措施。广义的卫生应急还包括对突发公共卫生事件以及由其他自然灾难、事故灾难、社会安全事件引发的公共卫生和社会危害事件采取的紧急响应处置和控制措施，包括事前的监测、预警、物资储备和各种准备行动，事中的流行病学调查、现场紧急救援与处置等行动，以及事后的各种恢复行动。

三、卫生应急管理的概念与内涵

（一）卫生应急管理的概念

卫生应急管理旨在研究突发公共卫生事件、事故、问题以及其他社会事件的发生和发展，并提出有效的解决措施，从而有效地减少可能造成的损失，并为公众提供有效的健康保障。卫生应急管理不仅要求人们能够在突发公共卫生事件中采取有效的措施，而且要求人们能够有效地开展预防、准备、响应、处置、恢复、重建等工作，尽量减少损失，还要求人们能够有效运用理论、方法、综合策略，来解决突发公共卫生事件以及后续的问题。卫生应急管理是一门研究如何有效地应对突发公共卫生事件，以降低其危害性并控制其后果的学科。

（二）卫生应急管理的内涵

1. 卫生应急管理是常态管理和非常态管理的有机结合

随着时代的发展，卫生应急管理已从最初的对突发公共卫生事件的被动应对转变为一种全新的模式，不再局限于对已经发生的突发公共卫生事件的有效处置和应对，而是主动防范，包括对即将出现的各种突发公共卫生事件风险和隐患的识别、评估、管理和控制，是常态管理和非常态管理的有机结合。

2. 卫生应急管理是专业技术应对与管理应对的有机整合

突发公共卫生事件的有效处置离不开公共卫生和医疗救援等专业技术人员的参与。作为卫生应急的一线工作人员，他们直接参与到突发公共卫生事件的现场处置、采样、流行病学调查、心理干预和医学救援等活动中，其现场处置能力的高低将直接影响突发公共卫生事件能否得到及时处理。突发公共卫生事件演变快速、应对复杂，需要运用管理的手段，通过更好的规划、组织、决策、协调和资源调配来为一线专业人员的有效处置提供有利条件。

此外，为防范突发公共卫生事件产生的重大威胁，人们也越来越关注卫生应急的长远发展战略，重视卫生应急的组织规划、体系构建、应急能力培训和资源储备等。因此，应重视应急专业处置基础上的管理策略和手段的探索与研究，卫生应急管理离不开专业技术人员与管理人员的密切配合。

3. 卫生应急管理是多元主体参与、多种治理手段相结合的系统管理活动

突发公共卫生事件应对具有复杂性、系统性和跨部门性等特点，需要多元主体共同参与。卫生应急的响应系统是由政府、企业、非政府组织、媒体、公众等多元治理主体构成的一个动态、开放的系统，需要运用行政、法律、科技、管理、信息、舆论等多样化治理手段来推动一个原本是动态、无序、混乱的系统，通过目标、要素、资源间的有机整合，实现对突发公共卫生事件的有效控制。

4. 卫生应急管理是应急管理理论与实务研究的有机结合

卫生应急管理旨在通过科学的方法和措施来解决紧急情况，确保公众的生命安全，围绕卫生应急工作迫切的现实之需，开展风险识别、评估、预警、响应、处置、善后等专业技术应对工作。此外，在卫生应急管理中要注意制定和执行完整的卫生应急计划，加强相关的领导和监督。要使卫生应急管理学科取得长足的进步，就必须深入挖掘其中的理论价值，并与日常工作紧密结合，以便在最短的时间内取得最佳的效果。

四、卫生应急管理的主体与客体

（一）卫生应急管理的主体

在卫生应急管理过程中，主体往往是国家政府组织、专业机构和组织、企业、非政府组织和社会公众。按照《突发公共卫生事件应急条例》的规定，我国卫生应急管理的主体既有国务院、国务院卫生行政主管部门和其他相关部门，也有省、自治区、直辖市人民政府，县级以上地方人民政府卫生行政主管部门，还有中国人民解放军、武装警察部队医疗卫生机构。各级医疗卫生机构按照事件的大小、波及的范围履行各自的职责。

（二）卫生应急管理的客体

卫生应急管理的客体指的是处置的对象，是已经发生的或可能发生的各类突发公共卫生事件和风险。根据处置对象所处的阶段和发展状况，可将卫生应急的管理对象分为两类，一类是各种突发公共卫生事件，另一类是各种可能诱发突发公共卫生事件的风险和影响因素。

1. 突发公共卫生事件

按照我国《突发公共卫生事件应急条例》，突发事件包括重大传染病疫情、群体性不明原因疾病、重大食品安全和职业中毒和危害以及其他严重影响公众健康的事件。此外，在各种自然、人为事故灾难所引发的次生灾难中，卫生应急还包含大量的医疗救援行动。

2. 各种可能诱发突发公共卫生事件的风险事件、隐患和影响因素

按照突发公共卫生事件的紧急程度，卫生应急管理又分为常态应急管理与非常态应急管理。其中，常态应急管理的对象主要是可能诱发突发公共卫生事件的各种风险事件及影响因素，通过开展预案编制、应急规划和能力储备等工作，将突发公共卫生事件的危害和影响降到最小。

五、卫生应急管理的基本内容

卫生应急管理的内容主要由基础理论与研究方法和卫生应急管理实务两大部分构成。基础理论与研究方法主要包括卫生应急管理学科的基本概念、特征、内容、任务，突发公共卫生事件演化规律以及人类综合应对策略等理论与方法学内容，以及卫生应急的要素管理、过程管理、关键环节管理等学科基础理论。卫生应急管理实务则重点围绕突发公共卫生事件的预防与准备、响应与处置、恢复与重建等过程，从卫生应急的计划、组织、领导、协调、控制，卫生应急体系的制度、体制构建，运行机制和管理策略探索等方面来展开。此外，卫生应急管理实务还包括对卫生应急关键管理技术工具、流程和方法的探索。

（一）卫生应急管理理论、方法体系的探索与完善

完善的卫生应急管理理论方法体系应涵盖多方面内容，如突发公共卫生事件潜在风险

的识别、评估和管理；突发公共卫生事件发生、发展及演变规律的研究；卫生应急过程以及制度、体制、机制设计及预案体系的管理研究；卫生应急组织、系统构成要素管理、系统结构、功能构建及运行管理以及卫生应急关键环节管理等。总之，持续改进并发展卫生应急管理理论、方法学体系是卫生应急管理永恒的主题。

（二）突发公共卫生事件演化规律与综合防范策略研究

1. 突发公共卫生事件发生、发展、演变规律、特点及影响因素

卫生应急管理的重要客体之一是突发公共卫生事件，它是推动卫生应急管理学科得以产生和发展的最根本的驱动力。突发公共卫生事件的发生、发展、演进都具有极大的不可预测性、可塑性、可操作性，并且在各种环境条件下呈现出多样化的运行轨迹。若缺乏有效的预防对策，可能会引起严重的公共问题，从而造成严重的灾难性后果。为了有效地预防突发公共卫生事件，卫生部门必须加强对突发公共卫生事件发生、发展、演化过程、发生原因以及后续或许会形成的影响的研究。

2. 突发公共卫生事件传导、放大以及多米诺骨牌效应产生的机制研究

突发公共卫生事件的发展趋势是复杂多样的，它们不仅受其自身固有规律的作用和影响，还受到内外环境及与其密切关联的各种因素的影响。对突发公共卫生事件应进行更加全面的调查，以揭示其中的根源，包括深层制度、体制、机制原因等，以及孕育、发酵、推动突发公共卫生事件形成相互关联并产生放大效应的各种独特而关键的社会背景因素，以便更好地控制、预防、处置突发事件，从而更好地解决突发公共卫生事件，提升卫生应急管理水平。

3. 探索预防、控制突发公共卫生事件发生、发展、演变的有效策略和手段

仅仅依靠研究公共卫生事件的发生、发展、演变规律已经无法满足当代卫生应急管理的需求，因此，有关部门必须加强对公共卫生事件发生、发展、演变过程中的关键因素的研究，采取相应的措施，以便更好地指导公共卫生事件的处置，为公众提供更加安全的环境。研究出可行的解决方案，已成为应对紧急情况的关键任务。

（三）卫生应急要素、过程和关键环节管理

实现对突发公共卫生事件全过程、全方位的管理，是卫生应急管理理论研究的核心内涵。卫生应急的人、财、物、机构、信息、技术等要素管理是卫生应急管理工作有效开展的前提和基础。对突发公共卫生事件事前、事中、事后进行过程管理是卫生应急管理基本的研究内容之一。在重视要素和过程管理的基础上，还应对卫生应急管理的关键和薄弱环节展开研究，探索有效的解决对策，这是提升整体卫生应急能力的关键。

1. 卫生应急的要素管理

卫生应急的要素管理是指对支撑卫生应急工作有效运行的机构、人力、资金、物资、

信息和技术等基本要素的管理，它是保障卫生应急工作顺利开展的前提和基础。此外，还需要对突发公共卫生事件的处置过程、组织架构以及相关要素进行全面的管理，确保卫生应急工作有效实施。探索并利用各种不同的管理方法来促进卫生应急管理的组织和系统有效整合，以实现组织和系统的目标，这也是卫生应急管理的基础性研究内容之一。

2. 卫生应急的全过程管理

突发公共卫生事件的管理是一项复杂的任务，需要从事前、事中、事后的规划、组织、指挥、协调、控制和资源配置等方面入手，确保对事件的有效处置。应急管理的基本职能是制定有效的应急预案，组织有效的应急保障工作，加强指挥领导，采取有效的控制措施。

3. 卫生应急的关键环节管理

突发公共卫生事件的应对和处置过程是一个应对复杂的动态管理过程。全方位卫生应急管理原则要求人们对卫生应急管理的全过程、所有活动和环节进行管理。然而，由于时间和精力有限，人们只能聚焦卫生应急管理实际中的关键环节和薄弱环节开展重点研究。

（四）卫生应急管理体系的构建与管理

中国的卫生应急管理体系是一个完整、有机、复杂的系统，目的是确保公众的健康、安全。这个体系由两部分组成：①组织规则系统，包括制度、体制、机制、预案等内容。②组织功能系统，由许多子系统和构成要素通过一定的结构相互联系，实现多种功能。实现上述两大系统的有机衔接，对确保卫生应急管理体系高效运转至关重要。

1. 卫生应急管理体系的组织规则系统

我国的卫生应急管理体系是由制度、体制、机制与应急预案构成的、以"一案三制"为基本内核，它从宏观、中观和微观层面确立了支撑卫生应急组织能够有效运作的制度和操作规范体系，为监测预警功能、指挥协调功能、联动处置功能、资源与技术支持功能等多项重要功能的实现提供了重要保障。

（1）管理体制：管理体制是组织系统的机构设置、隶属关系、职权划分等的制度。卫生应急管理体制主要由卫生应急的组织体系和制度体系构成。其中组织体系由政府、专业机构、企业、非政府组织及社会公众等多元主体组成；制度体系则规定和划分了不同应对组织在防范和处置突发公共卫生事件过程中的领导隶属关系、职能设置、管理权限和职责划分、各自利益及相互关系的准则。

（2）应对机制：突发公共卫生事件的应对机制旨在通过建立有效的管理框架，指导事前、事中、事后全过程的卫生应急处置。该机制通过制定一系列行为准则和规范，明确各机构的职责及其相互关联的机制，确保有关的政策、制度、法律、法规能够有效执行。

突发公共卫生事件应对机制能确保对应急组织系统运行过程中的各个环节进行有效协调，对各种要素进行有机组合和配置，并对组织系统运行过程施加积极影响，是实现应急管理体制具体化、操作化和动态化的过程。卫生应对机制包括组织管理机制和运行处置机制，如图 5-1 所示。

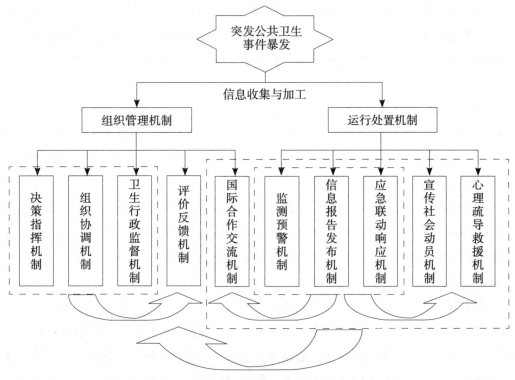

图 5-1　突发公共卫生事件的应对机制

突发公共卫生事件能否在第一时间快速反应，在很大程度上取决于其是否建立有效的监测预警机制，如能否及早发现各种危机征兆，将危机的苗头控制和消灭在摇篮之中。此外，科学、高效的突发公共卫生事件决策指挥机制以及运作有效的组织协调机制、监督机制、应急联动响应机制、信息报告发布机制、宣传社会动员机制、心理疏导救援机制、评价反馈机制等机制的建立，是确保突发公共卫生事件应急管理体系和制度得以有效落实的重要保障。另外，有关部门应着重完善应急响应机制工作预案体系的建设，完善预案运行的法律保障，加大工作预案的培训、演练和落实力度。

（3）应急法律体系：突发公共卫生事件应急管理体系的有效运行取决于相关法律、法规体系的保障和支撑，它为应对突发公共卫生事件提供了依据，并且决定了突发公共卫生事件的发展趋势。因此，卫生应急法律的制定与完善对于应对突发公共卫生事件至关重要，将直接影响事故的发展趋势。我国《中华人民共和国传染病防治法》《突发公共卫生事件应急条例》《重大动物疫情应急条例》及其他一系列法律的出台，为有效应对突发公共卫生事件的工作提供了重要支撑，使得社会安全得到保障。

（4）应急预案体系管理：预案管理是卫生应急管理中的一项基础性工作，旨在为紧急情况下采取必要措施提供准备。通过结合实际情况编写科学的应急计划，构建出完善的执法机构，实施科学、高效、灵活的应急措施，从而快速、高质量地完成突发公共卫生事件的处理。

通过制定完整的应急预案，由突发公共卫生事件的不稳定性、复杂性和动态演变性引发混乱局面的概率将大大降低。并且，完整的应急预案可以使突发公共卫生事件的应对过程更加规范化和流程化，同时也能使应对行动更加协同、资源调配更加有序及应对行动更加科学。

2. 卫生应急管理体系的组织功能系统

（1）卫生应急管理体系的组织功能系统构：卫生应急管理体系是由各级政府和卫生行政部门、疾病预防控制机构、卫生监督机构、医疗机构、非政府组织、社区组织等众多部门和组织机构参与构成的复杂应对系统。

（2）卫生应急管理体系的结构与功能设计：突发公共卫生事件的响应和处置需要多个组织系统协同配合，形成跨组织的相互关联与互动的组织功能系统，确保卫生应急的有效性。卫生应急组织系统包括卫生应急的指挥决策系统、预警监测系统、处置运作系统、资源保障系统等。

能否实现卫生应急管理体系的功能目标，取决于两个层面的关联性：①不同组织机构之间的关联性，即参与卫生应急的众多组织机构能否通过良好的制度、机制设计形成有效关联，构成具有独立功能的子系统，如预警预报系统、指挥系统和应急处置系统等，这是至关重要的一步。②具有不同功能的子系统能否借助良好的结构和功能设计而相互衔接和关联，从而形成各子功能系统的相互关联和有机整体，这是实现系统功能的关键。

因此，在研究卫生应急体系时，必须重视组织规则系统与组织功能系统的有机结合。

六、卫生应急管理的基本原则

（一）预防为主，常备不懈

提高全社会对突发公共卫生事件的防范意识，落实各项防范措施，做好人员、技术、物资和设备的应急储备工作。对各类可能引起突发公共卫生事件的情况要及时进行分析、预警，做到早发现、早报告、早处理。

（二）统一领导，分级负责

根据突发公共卫生事件的范围、性质和危害程度，对突发公共卫生事件实行分级管理。各级人民政府负责突发公共卫生事件应急处理的统一领导和指挥，各相关部门按照预案规定，在各自的职责范围内做好突发公共卫生事件的应急处理工作。

（三）依法规范，措施果断

各级人民政府和卫生行政部门要按照相关法律、法规和规章的规定，完善突发公共卫生事件应急体系，建立健全系统、规范的突发公共卫生事件应急处理工作制度，对突发公共卫生事件和可能发生的公共卫生事件做出快速反应，及时、有效地开展监测、报告和处理工作。

（四）依靠科学，加强合作

各级人民政府和卫生行政部门要充分尊重和依靠科学，要重视开展防范和处理突发公共卫生事件的科研和培训，为突发公共卫生事件应急处理提供科技保障。各相关部门和单位要通力合作、资源共享，有效应对突发公共卫生事件；要广泛组织、动员公众参与突发公共卫生事件的应急处理。

七、卫生应急管理的基本特点

（一）跨学科性

卫生应急管理起初不是一个专门的研究领域，而是各国学者根据突发公共卫生事件发生、发展、演变过程所展示的多维现象和特征，以及在应对过程中所涉及的众多部门和领域，尝试从不同的角度对卫生应急管理展开研究，逐步形成了卫生应急管理的多学科视角。

（二）动态不确定性、决策的非程序化

突发公共卫生事件具有许多不确定性，这就要求卫生应急管理者运用权变管理和动态管理等手段对其进行管理。卫生应急管理的动态性与不确定性使卫生应急管理具有非程序化决策的特征。虽然卫生应急管理的目的是为管理者在危机情境下提供一整套可以参照执行的处理方案，但是突发公共卫生事件应对过程变化多端，这要求管理者必须结合现实状况，具体情况具体分析，实现灵活创新和权变管理。卫生应急管理的权变管理要求管理者既要善于建立规制，又要善于打破规制，根据不断变化的情况采取灵活多样的应对模式。

（三）系统性和协调性

应急管理的过程实际上就是破坏力量与修复力量之间的抗衡、斗争的过程。卫生应急管理是一项极其复杂的系统性任务，为了有效处置紧急情况，必须充分整合不同的部门、不同的资源，形成有效的合作伙伴关系，并且在不断完善的沟通渠道中加强相关的信息传递，构筑跨界的合作网络，形成全面的预警响应体系。

卫生应急管理具有主体多元性、事件快速传播性及影响广泛性、卫生应急响应手段和策略运用多样性，这迫切要求卫生应急管理不断完善卫生应急反应体系，使其具有高效、快速的管理和组织系统，能够实现统一领导、有效协调、分工协作的目标。

（四）非常态管理与常态管理的有机结合性

卫生应急管理是事前、事中、事后管理的有机结合，事前和事后管理主要属于常态管理的工作范畴，而突发公共卫生事件的事中管理则主要属于非常态管理的工作范畴，最有

效的卫生应急管理方式是将这三个阶段的管理工作有机结合。各国政府和学者在关注突发公共卫生事件响应与处置研究的同时，也逐渐意识到将卫生应急管理纳入常态管理的必要性，应将注意力从急性事件的发生阶段转移到事件发生前的各类风险源的识别、管理和处置上。因此，如何实现应急管理与常态管理的有机结合，也成为了各国政府和学者的重要议题。将两者有机融合、完美衔接，可以有效地将卫生应急管理的关口提前，这不仅是卫生应急管理的一项新的发展方向，而且还扩展了其内涵和范围。

（五）理论和实践有着密不可分的联系，并且相互影响

应急管理历来被视为一种实践性的活动，具有很强的实践色彩和操作导向性。但是，随着对卫生应急管理认知的深入，人们逐渐意识到，要想让应急管理取得进一步的发展，就必须依靠更加完善的理论指导。卫生应急管理实践丰富和发展了卫生应急管理理论，而理论的不断升华、发展，反过来也能更好地指导卫生应急管理实践。二者相互依存，彼此推动，不断促进了卫生应急管理学科的发展。

（六）科学、技术、管理有机结合

对突发公共卫生事件的有效处置，需要管理者具备专业的知识和技能，结合现代化的管理策略，运用有效的决策、规划、领导、协调等措施，科学地应对这些复杂的情况，从而达到最佳的应对效果。因此，卫生应急管理必须从侧重技术、加强管理的角度转变为技术与管理相结合的模式，以期达到有效控制突发公共卫生事件的目的。在这一过程中，必须依靠科学的理论和方法来指导实践，以提高应急管理的水平。对突发公共卫生事件的发生、发展、演变规律以及人类的应对规律等系统的应急管理科学知识和理论方法体系的研究和探索，不仅能充实和完善卫生应急管理学科内涵，还能在很大程度上指导卫生应急管理的实践活动。因此，成熟的卫生应急管理学科应是科学、技术、管理三位一体的有机结合体。

八、卫生应急管理的主要任务

（一）研究突发公共卫生事件，完善过程管理和关键环节管理

突发公共卫生事件的发生、发展过程充满了未知和不确定，而且可能会具有极大的破坏性。因此，必须认真研究突发公共卫生事件的形成机制以及发展规律，以便更好地应对。对突发公共卫生事件应对过程进行有效管理，是世界各国关注的重点内容之一。此外，围绕应急管理过程中的关键环节及能力瓶颈进行重点研究，也受到越来越多国家的重视。近年来，全球范围内的学者都在努力探索如何有效开展应急风险管理、应急沟通管理以及危机决策管理等工作，这也成为卫生应急理论和实践过程中的一个重要研究课题。

（二）深入研究卫生应急管理系统的架构和功能，优化要素管理策略，提高效率和安全性

突发公共卫生事件的有效应对需要一个复杂而庞大的组织系统。对不同的组织系统功能进行有效衔接和整合，使其成为一个完整的应对系统，是确保卫生应急管理目标得以实现的重要组织保障。

众多参与突发公共卫生事件应对的组织构成了庞杂的突发公共卫生事件应对系统，有关部门必须十分重视对组织系统构成要素（如人、财、物、机构、信息、技术、资源等）的有效管理。在此基础上，重点优化整个系统的架构和功能，确保各种应对组织之间能够有效地联系和整合，形成一个相互关联的多功能子系统，例如预防与准备系统、指挥与协调系统、响应与处置系统、资源保障系统、信息与决策支持系统等。

（三）完善卫生应急管理组织规则系统的构建与管理

中国的卫生应急管理的组织规则系统是围绕"一案三制"构建的，它主要由体制、机制、制度和预案组成。体制解决的是主体及其职能、权限及管理规范问题；机制解决的是具体管理运行规程之间的有机互动和关联问题；制度解决的是强制性规则问题；预案则是预先的应对行动计划，规定不同应急反应主体应遵循的反应程序和反应规则等。围绕这一核心框架，不断提高卫生应急管理组织规则系统的保障效力，更好地推动组织功能系统的各项功能和目标的实现，是卫生应急管理的重要任务之一。

（四）丰富和发展卫生应急管理理论体系

在对已有卫生应急管理理论进行系统总结的过程中，应不断拓展和完善这一学科的内涵，以满足实践和学科发展的需求。卫生应急管理学科的理论体系涵盖了卫生应急管理的概念体系、研究对象、内容、目标等方面，此外还包括对卫生应急管理基础理论和方法学的探索和研究，如对突发公共卫生事件形成机制与演化规律的研究，相应的预警、预测模型、仿真模拟与优化决策等基本理论和方法的研究。还应密切跟踪和评价国内外卫生应急管理活动，注重从卫生应急管理体系的系统、结构、要素、功能和关联分析等角度不断丰富和完善卫生应急管理的理论体系。

（五）深入研究卫生应急管理的核心技术，提升效率和效果

卫生应急管理具有跨学科、系统性和综合性等特点，需要采用多学科视角和多种研究方法深入探讨。因此，卫生应急管理需要综合多学科的研究方法，如在统计学、流行病学、管理学、心理学、社会学等学科的基础上，跟随不断深入卫生应急管理理论和实践活动，探索和开发新的、能满足卫生应急管理理论探索和实践需要的、能反映应急管理特色的系统研究方法。

（六）探索专业和管理技术、工具与方法

卫生应急管理不仅需要关注应急管理的理论，更需要研究应急管理的实践工具和手段。卫生应急管理是一门以实践为基础的学科，其重点在于研究和探索具体实践意义的策略、操作流程、工具、方法、手段。通过寻找对卫生应急管理和处置结果产生重要影响的关键及薄弱环节，开发能够有效提升卫生应急管理效果的各类专业技术工具，这是卫生应急管理的重要任务之一。

当突发公共卫生事件发生时，需要一个强大的技术支持体系发挥紧急应对的作用。它不仅需要先进的实验检测设备，还需要专业的管理和技术人员来提供全面的支持。然而，我国目前尚未建立完善的技术支撑体系，也没有形成有效的技术支持机制。因此，我国需要针对卫生应急响应与处置中的能力和技术瓶颈，大力推动对卫生应急关键管理技术和专业技术的研究，不断开发和完善卫生应急管理过程中的各项规范、流程、模板、手段、工具、方法。

（七）开展卫生应急管理研究，支持循证决策

卫生应急管理研究是推动人们对卫生应急管理现象、规律、问题、产生机制进行探索的重要手段，也是不断丰富和发展卫生应急管理学科内涵和理论体系必备的基础和条件。此外，不断拓展的卫生应急管理实践活动和管理决策也迫切需要更多的实证支持。因此，紧密跟踪卫生应急管理实践，广泛开展卫生应急管理研究，不断完善相关理论和研究方法，是卫生应急管理永恒的任务。

（八）推动卫生应急管理学科的创建及人才培养

高校在发展卫生应急管理研究、推动卫生应急管理学科创建、培养卫生应急管理专门人才等方面发挥着不可替代的作用。卫生应急管理学科的创立，使高校成为培养和输送卫生应急管理专门人才的重要基地，同时也为更新我国卫生应急队伍的专业知识、技能结构，形成可持续的卫生应急管理和储备专业人才奠定了重要基础。卫生应急管理学科的创立，将为卫生应急管理的系统化、专门化、专业化研究提供技术和方法支撑，也将推动应急管理研究成果的交流、传播和成果转化。卫生应急管理研究也将推动卫生应急管理学科的发展。因此，推动卫生应急管理学科的发展和人才培养成为今后卫生应急管理的重要任务。

第二节　医院卫生应急机构

医院卫生应急机构可由以医院主要领导为组长的卫生应急工作领导小组，可独立设置的卫生应急办公室或由党办、院办牵头的常设办公室，以及医务处（科）、公共卫生科、护

理部、门诊办公室、医院感染办公室、宣传部（科）、财务处（科）、后勤保障部门、信息科、卫生应急专家组、卫生应急队伍等配合的卫生应急体系构成。

一、医院卫生应急工作领导小组

医院卫生应急工作领导小组（以下简称"应急领导小组"）组长由医院院长担任，副组长由分管医疗工作的副院长担任，组员由医院相关职能部门负责人组成，其主要职能如下。

（1）根据上级卫生行政主管部门的授权，积极参与紧急情况的处理，明确医院受领的任务，确保政令畅通。

（2）积极构筑完善的紧急防控机制，根据不同的情况，编制适用于医院实际医疗救治水平的卫生应急预案和各项工作方案，对医院卫生应急工作实施监督、检查及考核。

（3）研究决定医院卫生应急工作的重大决策和重要事项，决定启动、变更及终止医院应急响应状态。

（4）统筹调度医院的医疗救护人员和物质资源，有效地应对突发情况。同时，根据相关法律法规，提前向相关部门提交应急信息，有效地实施应急措施。

二、医院卫生应急办公室

有条件的医院可独立设立医院卫生应急办公室（以下简称"应急办"），或指派党办或院办承担应急办的职责，并负责日常卫生应急工作，其主要职能如下。

（1）在应急领导小组的统一指挥下，负责全面推进卫生应急工作，积极执行应急领导小组制定的各项决策和指示，确保应急处置的有效性和及时性。在卫生应急响应期间，可直接指挥和调用其他职能部门，妥善分配医疗救治资源。

（2）结合当前的社会环境，精心设计并实施针对不同情况的紧急处置方案，建立完善的卫生应急管理体系，并及时调整相关措施，以保证实施有效的防控措施。

（3）结合当地的实际情况，精心筛查并评估当地的紧急处置需求，建立完善的紧急处置机构，对医院卫生应急队伍实行动态管理。

（4）为确保医院正常运转，应急办可协调医院的后勤保障部门，确保在紧急情况下能够有效地储备和管理药品、耗材、器械和设备；协调医院信息主管部门落实卫生应急信息报送、通信系统维护工作；协调医院新闻宣传主管部门落实新闻稿件编写、新闻发言人设立、应急处置内容发布等工作。

（5）负责为医院的紧急情况提供有力的支持，包括设计、实施、监督、管理等。

（6）相关人员要积极参加应急演习，提高应急反应能力，提高应急响应水平。

（7）负责完成医疗机构的紧急事务，遵守相关法律法规，维护公众健康。

三、医疗救治管理部门

医疗救治管理部门包括了门诊办公室、公共卫生科、护理部等相关职能部门负责人和相关临床医技科室科主任，组长由医院分管医疗工作的副院长兼任，副组长由医务处（科）的处（科）长兼任，其主要职能如下。

（1）负责卫生应急队员的日常医疗工作，提高护理专科技术和公共技术（如心肺复苏等）水平，参与卫生应急队员遴选和医疗救治技术培训工作。

（2）在卫生应急响应期间，承担门诊、住院医疗护理等医护人员调度和集结、医疗资源调度和使用、治疗方案制定、床位紧急腾空、绿色通道管理、患者管理、医疗信息汇总等工作。

（3）完成医院应急领导小组和应急办交办的其他工作。

四、医院感染防控部门

医院感染防控部门的组长由医院分管院感控制的副院长兼任，副组长由医院感染防控管理部门负责人担任，组员由医院感染管理及相关专业人员组成，其主要职能如下。

（1）负责突发事件应急处置时对医院感染及其相关危险因素进行监测、分析并及时反馈，指导应急办和后勤保障部门做好个人防护及应急物资准备工作。

（2）在参与突发事件卫生应急现场处置工作时，负责制定消毒隔离制度、监督消毒技术规范，提供消毒方法和个人防护技术方案；落实分级防护原则和职业暴露的处置；监测和督导医院常规防护、消毒及相关临床科室感染控制等工作。

（3）完成医院应急领导小组或应急办交办的其他工作。

五、医院新闻宣传部门

医院新闻宣传部门的组长由医院分管党建宣传的副书记兼任，组员由宣传部门负责人或指派的专人、应急办工作人员、医疗救治主管部门人员、参与卫生应急现场救治的医务人员等组成，其主要职能如下。

（1）负责医院突发事件应急处置工作的影像视频采集、新闻稿件撰写以及新闻发布等工作。新闻发布应按照国家有关突发事件信息发布的规定和要求进行，任何个人和部门未经授权不得擅自发布新闻消息，应设立新闻发言人。

（2）协助新闻媒体做好新闻报道工作。

（3）有针对性地开展卫生应急宣传教育工作，提高全体人员参加卫生应急工作的积极性。

（4）完成医院应急领导小组或应急办交办的其他工作。

六、医院财务、后勤和信息保障部门

医院财务、后勤和信息保障部门的组长由医院分管后勤的副院长兼任，组员由财务处（科）、药剂科、设备处（科）、总务处（科）、保卫处（科）、信息科等部门指派专人组成，其分属各部门的主要职能如下。

（1）财务处（科）：负责建立一套完善的卫生应急保障和预付机制，确保医院在突发事件中能够及时有效地采取应对措施，参与应急处置的人员能够获得充足的资金支持。

（2）药剂科：负责突发事件卫生应急处置所需药品的采购、储存、调用等管理工作。药品储备可采用实物储备、合同储备等多种形式。

（3）设备处（科）：负责突发事件卫生应急处置所需器械、设备、耗材等的需求计划和分配计划，以及日常维护器械、设备、应急调用管理等工作。

（4）总务处（后勤科）：负责医院突发事件卫生应急处置时所需车辆的日常保养；卫生应急现场处置人员救援期间除医疗外所需的物资等；确保通信联络畅通。

（5）保卫处（科）：负责医院卫生应急院内处置现场的保障工作，维护正常的医疗秩序。主要负责社会安全类突发事件的现场处置工作。

（6）信息科：负责医院突发事件信息报送的网络通畅和医院信息系统的日常维护等工作。

七、医院卫生应急专家组

医院卫生应急专家组的组长由医院分管医疗工作的副院长兼任，若医疗与护理的分管领导不同，则由分管医疗工作的副院长担任。团队成员来自各个领域，涉及卫生应急管理、临床、护理、药学和医技等多个学科，其主要职能如下。

（1）负责对医院和上级卫生行政主管部门提供突发事件卫生应急咨询、建议和支持，制定切实可行的诊治方案。必要时，直接参与卫生应急的现场处置，并提供技术指导。

（2）接受上级卫生行政主管部门和医院应急领导小组或应急办的调配，必要时，对其他医疗机构进行医学相关救援技术的指导。

（3）指导并参与卫生应急日常培训和演练工作；参与卫生应急演练的脚本编导工作；参与总结评估卫生应急工作。

（4）承担医院应急领导小组或应急办交办的其他工作。

八、医院卫生应急队伍

根据各种突发事件的特点，医院卫生应急队伍由从医院不同科室调取的人员组成，团队成员保持相对稳定，并建立动态轮换机制，其主要职能如下。

（1）根据卫生应急响应级别和医院应急领导小组或应急办的要求，按规定时限集结整队并出发，严格按照医疗救治常规与诊疗技术操作指南对伤病员进行卫生应急现场医学救援。

（2）按要求参加卫生应急日常培训与演练，熟练掌握各类突发事件医学救援技术及救治流程，遵守队伍管理的各项要求。

（3）承担医院应急领导小组或应急办交办的其他工作。

医院突发事件卫生应急指挥体系图如图5-2所示。

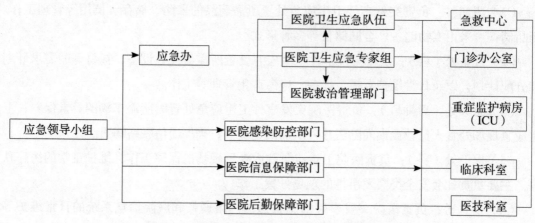

图5-2　医院突发事件卫生应急指挥体系图

第三节　医院卫生应急准备

应急准备是为有效防范和应对突发事件而事先采取的各种措施的总称。医院必须建立健全的卫生应急工作体系，重点做好医院应急管理制度建设、应急预案建设、应急专家队伍管理、装备物资管理、培训演练建设等准备工作，并且在实践中不断完善，确保其能够及时、精确地响应紧急情况。通过定期的全面评估，更好地了解医疗机构处理紧急情况的方式，并采取相关措施来提高其处理紧急情况的效率，有条件的医院可开展灾害脆弱性分析。

一、医院卫生应急管理制度

（一）应急预案管理制度

明确医院卫生应急预案编写要求，建立预案评价和修订机制。

（二）应急值守和报告制度

明确医院卫生应急值守人员的职责和工作范围；明确卫生应急信息报送范围、时限、内容、方式、频次等，并详细记录。

（三）应急专家队伍管理制度

明确应急专家队伍管理制度，建立一套严格的管理评价体系，包括对医疗应急人才的筛选、任务分配、晋升、考核以及处罚。

（四）应急装备物资等的管理制度

明确医院各类应急装备、物资和药品的采购、储存、日常维护、使用和补充管理制度，保障医院的安全和有效运行。

（五）应急培训演练制度

明确医院开展卫生应急培训和演练的计划、内容、方法和要达到的效果，对培训和演练效果进行评价与改进。

二、医院卫生应急预案建设

（一）应急预案种类

医院根据卫生行政主管部门的规定，并结合医院实际情况，编制医院卫生应急预案。应急预案通常涵盖四类事件：自然灾害、事故灾难、突发公共卫生事件、社会安全事件。

应急预案种类和内容应符合医院实际工作，特别是出现突发事件时，必须对每一步骤做出清晰地规定，并且有一套完整的逻辑要素，包括目的、编制依据、适用范围、组织体系及职责、信息监测和报告、应急响应、保障措施、附则等要素，以便有效地开展应急管理工作。

（二）应急预案形式

以医院文件形式发布预案，并定期通过多种方式来帮助相关人员理解预案内容。预案可采用文字式、图片式、流程式等，旨在指导和告知相关人员在进行现场救援时应采取的措施和注意事项。

（三）应急预案时效

应定期分析评价预案内容的实用性、可行性，及时更新、增补各类卫生应急预案，以确保卫生应急预案的有效运作。此外，建议每2～3年对应急预案进行1次修订并做好修订记录，实现预案的动态优化和科学规范管理，以便持续改进。

三、医院应急专家队伍管理

（一）工作内容

工作内容主要包括筛选、培养和调整卫生应急管理、公共卫生、医疗卫生专业以及技术保障的人员，确保其能够有效地完成各项任务和具备服从指挥、团队协作、专业配合等的素质。

（二）工作要求

（1）依照上级卫生主管部门的指示，基于辖区内重点关注和防范的突发事件类型和发生频率，结合医院人力资源情况，系统分析评估医院卫生应急专家队伍的建设需求。

（2）根据"平战结合、因地制宜、分级负责、协同运作"的原则，组建人员数量和专业配比适当的卫生应急专家和队伍。队员必须掌握现场应急指挥与决策、应急管理和协调、监测预警与风险评估、现场检伤分类和应急处置、伤病员分流转送、院感控制和处理、后勤保障等技能，做到快速反应、精准判断、及时报告、有效沟通、及时解决问题、及时维护秩序、及时有效地完成任务。

（3）根据个人的政治素养、教育背景、专业水平、身体素质、心理素质，对所有的专家和团队成员进行筛查、遴选，优先考虑接受过卫生应急培训或参加过突发事件卫生应急现场处置的人员。

（4）制定医院卫生应急专家和队伍管理细则，明确卫生应急专家和队员的权利和义务、奖惩和激励措施等。

（5）将卫生应急一线人员纳入高危职业人群管理，为其购买人身意外伤害保险；对在重大突发事件紧急医学救援中致病、致残、死亡的人员，参照机关事业单位工伤抚恤或工伤保险等有关规定给予抚恤保障。

四、医院应急装备物资管理

平时做好卫生应急装备物资管理是发生突发卫生事件时能做好应急保障工作的物质基础。医院应参照《卫生应急队伍装备参考目录（试行）》，结合承担的卫生应急任务，做好卫生应急装备物资的储备和管理工作。

（一）应急装备物资类别

应急装备物资通常包括医疗药品类、医疗耗材类、医疗设备类、防护消杀类、医疗文书类、后勤物资类、通信器材类、卫生技术车辆类、宣传保障类等。医疗机构可根据卫生应急任务分工增配各类装备物资。为了确保安全和高效，医疗机构必须严格遵守相关规定，所有装备物资纳入医院固定资产管理。

（二）应急装备物资储备形式

根据卫生应急的医疗保健需要，医院应确定四种不同的储备形式及储备比例，即实体、现金、计划和信息。

（三）应急装备物资储备要求

应设置库房管理团队，明确人员职责，做到专库专人专管，并制定"三定"（定分管领导、定管理科室、定使用保管人）及"六防"（防火、防潮、防盗、防冻、防霉烂变质、防鼠咬虫蛀）的管理规定，以便更有效地保证物资的完善。此外，应定期检查库房，利用信息化手段，实现物资快速、准确的出入库，及时更换以及保持有效的仓储状态。

五、医院应急培训演练建设

（一）卫生应急培训

医院根据实际需要，通过多种形式（如理论授课、实际操练、案例剖析、任务设计、游戏模拟、学习报告、经验总结、专题探讨会等），或者运用先进手段（如网络直播等），开展培训，提升卫生应急人员的技能水平和能力。实际操作中，医院可以根据人员和专业进行分类培训。

1. 分人员培训

对卫生应急管理人员，重点培训协调应急行动、现场指挥、分析情况、遵守法律法规、媒体联络等能力；对医疗卫生专业技术人员，重点培训搜寻营救技术、急救技能、紧急手术技能、基本生存技能等；对技术保障人员，重点培训各种卫生应急装备车辆的驾驶与维修、警卫勤务实施、饮水饮食后勤保障等后勤服务。

2. 分专业培训

通用知识和技能包括人文、地理、宗教、民俗、体能、心理、外语等，是应急专家和队员必须掌握的重要能力。此外，医疗卫生专业技术人员必须熟练掌握止血、包扎、固定、搬运、基础生命支持等专业技能，以及冻伤、烧伤、溺水、热射病、中毒等情况的处理措施。

（二）卫生应急演练

医院应参照《突发事件应急演练指南》，结合当前医院应急处置能力和培训活动，每年主导或积极参与 1 次以上的应急演习，并制定或协助制定相关的应急演习计划。同时，要注意重点关注准备、评估和改进演练过程中的各个步骤。

第四节　医院卫生应急报告

医院卫生应急报告及时、准确、完整，是进行紧急医学救援和开展突发公共卫生事件处置工作全面、科学、有序、有效的充分、必要条件，也是卫生应急响应的决策依据。

一、医院卫生应急报告范围及内容

报告范围包括医疗机构参与处置的各类突发事件的紧急医学救援和突发公共卫生事件现场处置工作。

报告内容包括事件名称、事件类别、发生时间、地点、涉及的地域范围、伤亡人数、受伤类型及严重程度、已经采取的措施、事件的发展趋势、下一步工作计划等。信息报告应做到要素齐全、内容规范、简明扼要，可根据工作需要采用多种报告形式，涉及敏感内容的信息应通过机要途径报告。根据事件发生、发展、控制的过程，可将信息分为初次报告、进程报告、结案报告三大类。

（一）初次报告

初次报告要求"接报即报"。报告内容包括报告单位、报告人信息、信息来源、事件名称、初步判定的事件类别和性质、发生地点、发生时间、伤亡人数、受伤类型及严重程度、已采取的措施等。

（二）进程报告

进程报告要求"及时续报"。报告事件的发展与变化、处置进程、势态评估、控制措施等；报告医院救援力量投入情况、伤病员（轻、中、重）人数、死亡人数、救治人数、转运情况、防护情况、进一步的救治措施和救治建议以及患者的转归情况等；对初次报告的有关信息进行补充和修正；及时报告重大、特大事件和有明显扩大趋势的较大事件的变化情况；按卫生健康主管部门和（或）卫生应急救援现场指挥部门的要求对较大和一般事件进行时限报告。

（三）结案报告

事件处置结束后，应在 3 日内进行结案报告。

二、卫生应急报告方式

医院应尽快以电话、邮箱等形式，或其他有效途径向属地卫生健康主管部门报告。医院突发事件卫生应急组织体系图如图 5-3 所示。

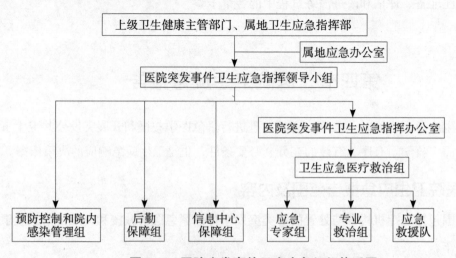

图 5-3　医院突发事件卫生应急组织体系图

第五节 医院卫生应急响应

医院应根据自身职责和功能定位,结合卫生应急工作任务和自身条件,制定切实可行的工作方案,根据上级卫生健康主管部门的要求和指令,迅速启动或终止卫生应急响应。

一、医院卫生应急响应

(一)成立应急响应期间管理组织

应急响应期间管理组织应包含应急指挥队伍、应急管理队伍、专业技术队伍和现场队伍。

(1)应急指挥队伍:由应急领导小组负责,负责应急响应期间的决策、总体协调等工作。

(2)应急管理队伍:负责应急响应期间的协调、管理、保障等工作,由应急办总体协调和实施,其他相关部门负责具体实施和配合。

(3)专业技术队伍:按事件类型可设立一支或多支专业技术队伍,主要负责应急响应期间的专业技术指导工作。

(4)现场队伍:现场队伍应按上级卫生健康主管部门和应急领导小组的要求派遣。现场队伍可由应急管理人员和相关专业人员组成,参与和指导突发事件的现场处置和信息上报等工作。

(二)建立应急响应期间工作制度

(1)应急响应的启动与终止制度:确定医院启动和(或)终止应急响应的基本条件以及相关工作流程。

(2)现场队伍工作制度:根据实际工作情况,明确现场工作责任和分工。

(3)评估制度:包括突发事件发展态势评估、应急响应启动后工作预判评估、应急响应终止后总结评估等内容。

(4)信息通报制度:应急响应期间,应急组织架构中的各职能部门按要求向应急领导小组和应急办提交工作情况报告。应急领导小组和应急办根据各部门提交的报告和其他信息,汇总情况,以合适的方式及时通报给参与应急处置的部门和个人。

(5)工作例会制度:可根据需要不定期召开各部门共同参加的工作例会,通报事件进展情况和各项处置措施落实情况,研究和部署后续应急处置工作。建立现场每日碰头会议制度,每日交流工作进展,研讨突发事件趋势和控制措施的落实情况,协调安排后续工作。

（三）建立应急响应期间保障制度

（1）建立应急财务制度：在应对突发事件发生时，能保证高效、快速、及时落实各项财政保障和个人保障工作。

（2）建立派遣人员安全保障制度：为赴现场参加应急响应工作的工作人员提供必要的安全保障装备。

二、应急响应现场工作

现场工作包括现场工作启动、现场工作准备、现场工作实施和现场工作结束四个阶段。

（一）现场工作启动

医院接到事件相关信息后，应当立即核实，经初步证实后由医院应急领导小组或应急办立即报告上级卫生健康主管部门，并迅速组织现场调查、实施控制措施，根据上级卫生健康主管部门的意见和建议启动相应级别的卫生应急响应。

（二）现场工作准备

现场工作准备包括：①确定现场救援队伍的专业构成及参加人员，各组应当建立组长负责制，并明确组员的职责和分工。②统一人员思想，进行情况通报和信息说明。③根据现场处置特点开展物资准备。参照《卫生应急队伍装备参考目录（试行）》，根据突发事件类型，携带相应的防护装备，通常需要准备药品、器械、耗材、现场快速检测设备及试剂、个人卫生防护用品、宣传资料、通信设备、数据采集设备设施、现场联系资料等。④做好车辆、交通、食宿、保险等后勤保障工作。⑤确定现场救援队伍与医院、当地相关部门的沟通联络机制，与事发地责任人沟通现场工作计划和实施方案等。

（三）现场工作实施

现场工作应当坚持边调查、边处理、边抢救、边核实的原则，符合既定方案要求。现场工作步骤和重点可根据现场性质和特点进行必要调整。现场救援队伍应当根据需要，与当地相关机构或人员组成联合工作组，在当地政府的统一领导下开展工作。

1. 现场指挥与协调

（1）先期抵达现场的卫生应急队伍：应先开展情况核查，包括事件的地点、事件的类型及危险因素、人员伤亡情况、事态是否得到控制、是否还需要增加救援力量、医护人员是否需要配备个人防护用品等，并及时向上级卫生健康主管部门报告。

（2）中期抵达现场的卫生应急队伍：应配合上级卫生健康主管部门制定现场处置方案，参与、配合现场救援力量进行现场车辆安排、信息汇总和反馈等。

（3）后续抵达现场的卫生应急队伍：应及时与现场指挥部门和（或）上级卫生健康主管部门联系，了解事件最新进展和现场处置进度，确定后续工作计划和实施方案，参与后续信息核实、实地走访、访视伤病员、合临床信息等。

2. 现场医疗卫生救援

（1）现场抢救：现场抢救的主要内容和要求具体如下。①现场抢救的前提是使伤病员脱离危险环境；要在保证抢救人员自身安全的前提下，积极将遇险人员移出危险环境。②根据"先救命后治伤、先救重后救轻"的原则，开展现场抢救工作，按照国际统一的标准对伤病员进行初次检伤分类，分别用绿、黄、红、黑四种颜色，在轻、重、危重伤病员和濒死或死亡人员的手腕或脚踝等显要部位进行标记，以便后续救治辨认或采取相应的措施。认真记录检伤分类结果，以便后续进行统计汇总。③特殊类别现场检伤分类有其各自的特殊性，除一般创伤外，其他如重大食物或职业中毒、重大传染病疫情群体性不明原因疾病等一些突发公共卫生事件发生时，短时间内会出现大批复合伤病员，致伤因素复杂多样，应根据不同的致病因素和特点进行检伤分类。④根据伤情展开初步救治，对暂不能转移出危险区域的伤病员给予基础生命支持。危重伤病员应给予红色标记，并优先处置、转送；重症伤病员应给予黄色标记，并次优先处置、转送；轻症伤病员应给予绿色标记，可延期处置、转送；濒死或死亡者应给予黑色标记，可暂不做处置。

（2）分级、分区处理：在检伤分类的基础上，开辟安全区域，充分利用现场条件设立特定功能区，将不同级别的伤病员进行分区、分级急救处理，各区应标有明显的标志牌及相应的色带或色旗。具体如下：①初检分类区。在现场附近选择一个安全、明亮、宽敞的区域，该区域一般悬挂白底红十字标志旗。将所有伤病员集于此处，进行快速检伤分类并标示不同的色别，按级别立即送至相应的区域处理。②重伤病员处理区。该区域设立在初检分类区附近，一般悬挂红旗和黄旗，用于临时接收红标危重伤病员，由医务人员酌情给予必要的救治。③轻伤病员接收区。该区域设在空旷安全场地，一般是挂绿旗，只接收绿标轻伤病员，不需要医务人员立即进行特别处理，可给予简单包扎及一般饮食等。④临时停尸区。该区域仅用于停放黑标濒死或已死亡的伤病员，一般悬挂黑旗。⑤急救车辆待命区。该区域是为急救车单独开辟的停车场及道路，便于急救车出入。调度急救车由专人负责统一指挥。

（3）转送伤病员：为了使伤病员得到及时有效的专科治疗，保证救治质量，当现场环境处于危险或伤病员病情允许时，对符合转送条件的伤病员，要尽快进行转送工作。具体如下：①保证现场转运资源集中使用和伤病员合理分流，在现场医疗救援指挥部的统一安排下，专人负责、协调管理、有序运作。②坚持先重后轻的转运原则，优先转运红标危重和黄标重伤病员，绿标轻伤病员可暂缓转运。③伤病员分流应本着"就近就急和尊重伤病员意愿"的原则，根据医院承受能力和专科特点以及地理位置合理统筹安排、分流伤病员，任何医疗机构不得以任何理由拒诊、拒收伤病员。④根据伤病员的分级、转运救护车的功能和急救医生的资历与经验，进行合理组合，使有限的资源得到充分利用，保证伤病员转运安全、有效。⑤保证各方联络及时有效，认真填写伤病员转送信息并提交接纳的医院，同时报现场应急指挥部汇总，及时通知收治伤病员的医疗机构，做好接收救治和伤病员的准备。⑥正确把握时机，充分做好转运前的准备，包括伤病员、救护车、其他运输工具、物资、抢救设备的准备，以及医护人员、通信联络的准备等。⑦转送途中，医护人员必须密切观察伤病员的病情变化，确保治疗持续进行；转送时要注意科学搬运，避免对伤病员造成二次损伤。

（4）疾病预防控制：疾病预防控制的具体内容如下。①及时报告可能构成或已经发生的传染病类突发公共卫生事件的相关信息。②参与和实施传染病病例的现场抢救、转送、诊断、治疗、医院感染控制（包括病例隔离、医疗垃圾和废物的处理等）工作。③配合疾病预防控制机构开展流行病学调查工作。④在上级卫生健康主管部门的统一组织下，负责病例、密切接触者或部分重点（高危）人群的健康监测、医学观察、留验、隔离等工作。⑤在疾病预防控制机构的指导下，协助开展症状监测、健康教育、应急接种、预防性服药等相关传染病疫情防控工作。⑥协助卫生健康主管部门做好预警监测、信息发布、风险沟通等工作。

（5）灾后心理救援：制定或引进相应的实践指南，建立合理的心理干预工作模式，组织专业人员及时开展灾后心理救援工作，针对被救助者的年龄、性别、文化背景差异制定个性化的救援方案。同时也要为救援人员提供必要的心理干预和咨询，必要时做好心理随访工作。

（6）信息收集和总结：开展现场医疗卫生救援时，应当收集、统计、整理和汇总相关数据、事件调查研究、救治工作进展等信息，及时报告同级卫生健康主管部门，并上报上级业务指导机构或当地救援指挥机构。现场工作结束时，应当按要求将事件资料完整归档立卷。

（四）现场工作结束

当现场医疗救治工作完成、事件得到有效控制后，经上级卫生健康主管部门和（或）派遣单位同意，现场救援队伍方可结束工作。救援队伍在撤离现场前应与当地相关部门一起参加会议，对现场工作进行总结，并提出对后期工作的建议。

1. 集中收治

医疗机构应按照上级卫生健康主管部门的要求，遵循"集中收治、集中管理"的原则收治伤病员，预防院内感染，维护正常医疗秩序。

2. 启动和准备

根据医院在卫生应急工作中承担的任务和自身救治水平，制定切实可行的集中收治预案或工作方案，设置合理的工作流程，细化人员职责，明确物资储备、调配和使用细则。

（1）信息交接：加强与上级卫生健康主管部门与转运机构和（或）人员的沟通；重视

对突发事件类型、伤病员人数、受伤种类及严重程度、已采取的救治措施等相关信息的交接工作。

（2）人员收拢：应急领导小组或应急办负责调度院内救援人员，相关部门予以配合和具体实施。

（3）绿色通道建立：及时开通从院前到院内急救的"绿色通道"。医院应配合转送机构做好伤病员的交接工作，保证绿色通道各环节畅通无阻。

（4）信息汇总和报告：实时收集、汇总各类救治信息，及时向上级卫生健康主管部门报告。信息报告内容包括突发事件种类、时间和地点、收治人数、死亡人数、伤病员主要症状、主要救治措施、报告单位、报告人员及通信方式等。

（5）床位紧急腾空：医院要制定与自身接纳能力相匹配的床位紧急腾空和扩充方案及流程，确保在规定时间内，准备符合要求的床位以满足批量伤病员集中收治的需要。

（6）分类分区救治：医院应根据实际救治人数和人员伤情设立救治小组，包括检伤分类组、抢救组、留观组、医院感染控制组、保障组、专家指导组等；明确伤病员救治区域，包括检伤分类区、危重伤病员抢救区、重症伤病员抢救区、轻伤病员救治区、隔离治疗区等；救治传染病类、核化生类突发事件造成的批量伤病员时，应严格做好消毒隔离和个人防护等工作。

（7）转诊分流：对已接收但超出医院容纳和救治能力的伤病员以及需要转送到定点收治医疗机构的传染病伤病员，应在经与上级卫生健康主管部门报备和在落实转诊医疗机构的情况下，携救治病历将伤病员转至其他医疗机构。

3. 医疗机构附近的突发公共卫生事件处理

突发公共卫生事件发生在医院附近时，如有批量伤病员或接触者涌入，在未接到上级卫生健康主管部门指令的情况下，应本着"边报告，边处理"的原则进行，对有生命危险的伤病员实施紧急处置和医疗监护。

4. 收治结束

当集中收治工作完成，伤病员得到有效救治后，经医院应急领导小组和上级卫生健康主管部门同意，医院方可结束集中收治工作，并总结现场工作和提出后期工作建议。

5. 应急响应的终止

突发公共卫生事件现场医疗救治工作完成且伤病员在医院得到救治后，医院可根据上级卫生健康主管部门或当地人民政府的终止医院应急响应。突发公共卫生事件现场指挥流程图如图5-4所示。

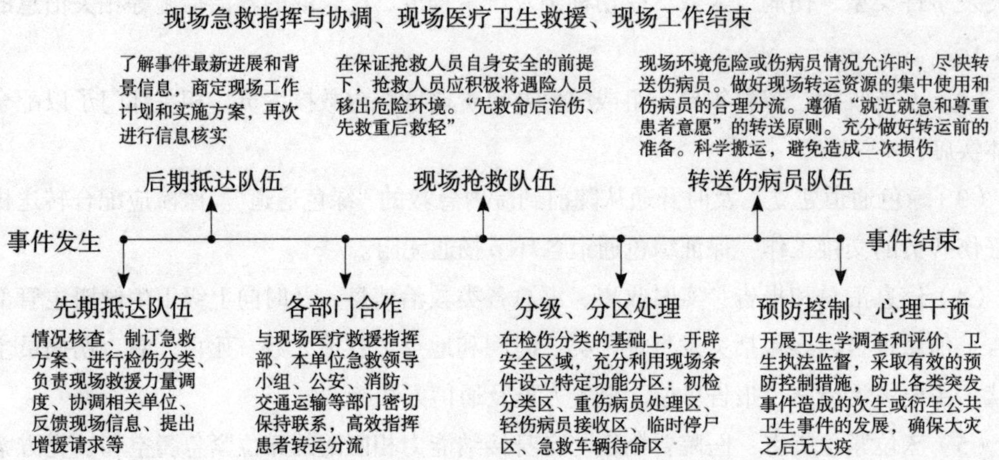

现场急救指挥与协调、现场医疗卫生救援、现场工作结束

了解事件最新进展和背景信息，商定现场工作计划和实施方案，再次进行信息核实

在保证抢救人员自身安全的前提下，抢救人员应积极将遇险人员移出危险环境。"先救命后治伤、先救重后救轻"

现场环境危险或伤病员情况允许时，尽快转送伤病员。做好现场转运资源的集中使用和伤病员的合理分流。遵循"就近就急和尊重患者意愿"的转送原则。充分做好转运前的准备。科学搬运，避免造成二次损伤

后期抵达队伍　　　现场抢救队伍　　　转送伤病员队伍

事件发生 ●————↑————●————↑————●————↑————● 事件结束

先期抵达队伍
情况核查、制订急救方案、进行检伤分类、负责现场救援力量调度、协调相关单位、反馈现场信息、提出增援请求等

各部门合作
与现场医疗救援指挥部、本单位急救领导小组、公安、消防、交通运输等部门密切保持联系，高效指挥患者转运分流

分级、分区处理
在检伤分类的基础上，开辟安全区域，充分利用现场条件设立特定功能分区：初检分类区、重伤病员处理区、轻伤员接收区、临时停尸区、急救车辆待命区

预防控制、心理干预
开展卫生学调查和评价、卫生执法监督，采取有效的预防控制措施，防止各类突发事件造成的次生或衍生公共卫生事件的发展，确保大灾之后无大疫

图 5-4　突发公共卫生事件现场指挥流程图

第六章　医院感染管理

第一节　医院感染概述

一、医院感染的定义

医院感染又称医院获得性感染，是指住院患者在医院内获得的感染，包括在住院期间发生的感染和在医院内获得出院后发生的感染，但不包括入院前已存在的感染。医院工作人员在医院内获得的感染也属医院感染。

医院感染的定义涵盖了多个方面，具体如下。

（1）医院感染的主要人群是住院患者和医务人员，但医院内不止这两类人群，还有门诊患者、探视人员和患者家属等，这些人员流动性大，获得感染的因素多而复杂，而且很难被及时发现，也无法准确判断感染源是来自医院还是社区，因此，将这些人群纳入医院感染预防控制的范围仍然存在一定的困难。

（2）明确感染发生的地点，必须是在医院内发生的，也就是说在医院内获得：在社区获得而在医院内发病（入院时处于潜伏期，入院后出现症状体征）的感染，不属于医院感染；在医院内获得而在出院后发生的感染，则属于医院感染。

（3）病原体感染的潜伏期因种类而异：乙型肝炎病毒（HBV）的潜伏期通常为 $1\sim6$ 个月，平均潜伏期 3 个月；丙型肝炎病毒（HCV）的潜伏期为 $2\sim26$ 周，平均潜伏期 8 周；人类免疫缺陷病毒（HIV）的潜伏期目前普遍认为是 $2\sim10$ 年。疾病的潜伏期是判断感染发生时间和地点的主要依据，但是潜伏期的变动幅度比较大，因此应该以病原学及流行病学资料为佐证，确保判断的准确性。

二、医院感染的判定

（1）属于医院感染的几种情况：①无明确潜伏期的感染，规定入院 48 小时后发生的感染；有明确潜伏期的感染，自入院时起超过平均潜伏期后发生的感染。②本次感染与上次住院有直接、明确的因果关系。③在原有感染的基础上出现其他部位新的感染（脓毒血症迁徙灶除外），或在原有感染已知病原体的基础上又分离出新的病原体（排除污染和原来的混合感染）的感染。④新生儿在分娩过程中和娩出后获得。⑤诊疗措施激活的潜在性感染，如疱疹病毒、结核分枝杆菌等。⑥医务人员在医院工作期间获得的感染。

（2）不属于医院感染的几种情况：①皮肤黏膜开放性伤口只有细菌定植而无炎症表现。②由于创伤或非生物性因子刺激而产生的炎症表现。③新生儿经胎盘获得（出生后48小时内发病）的感染，如单纯疱疹、弓形体病、水痘等。④患者原有的慢性感染在医院内急性发作。

三、医院感染的分类

医院感染可以通过获得病原体来源的不同分为外源性感染和内源性感染。

（一）外源性感染

外源性感染又称交叉感染，病原体来自患者以外的个体、环境等，是日常诊疗活动中通过医务人员与患者之间、患者与患者之间的直接接触传播，或是通过被污染的物品、诊疗器械、医务人员的手以及环境而引起的感染，也可是通过吸入污染的空气或飞沫发生的呼吸道感染。这类感染通过应用现代的消毒、灭菌、隔离和屏障防护、无菌技术，一般能够有效预防和控制。

（二）内源性感染

内源性感染又称自身感染，病原体来自患者自身的正常菌群。平时定植于人体皮肤、口咽部、呼吸道、肠道、泌尿生殖道的正常菌群对宿主不致病，并与人体形成相互依存、相互制约的生态体系，但在一定条件下也可能引起感染。例如，有严重基础疾病的患者，在诊疗过程中，由于各种原因导致机体抵抗力下降或免疫功能受损，而应用抗菌药物可能会导致菌群移位或者菌群数量发生改变，使菌群失调或原有的生态平衡失调，从而引发感染；长期应用广谱抗菌药物后，体内正常菌群中对抗菌药物敏感的细菌受到抑制，未被抑制者或外环境中的耐药菌乘机大量繁殖而致感染。引起二重感染的细菌以金黄色葡萄球菌、革兰氏阴性杆菌和白念珠菌等为主，临床表现为消化道感染（鹅口疮、肠炎等）、肺炎、尿路感染或败血症等。

四、医院感染的防控体系

（一）教育培训体系

1. 医院感染防控教育培训体系的发展

随着医疗技术的发展，发达国家医院感染防控的理念日益更新，我国也将循证医学的理念应用于医院感染的防控中，使医院感染管理的知识体系和防控措施日益完善。知识体系的更新离不开国家法律法规的支持，自2001年修订《医院感染诊断标准（试行）》后，国家相继出台了一系列法律、法规、规范、指南和标准，比如《医院感染管理办法》《医院感染监测规范》和《医务人员手卫生规范》等，并参考国内外学术组织的各项技术指南对其进行了完善。2016 年，国家修订并发布了《口腔器械消毒灭菌技术操作规范》《软式内镜清洗消毒技术规范》《重症监护病房医院感染预防与控制规范》和《病区医院感染管理规范》等十几项新规范，为建造医院感染防控教育培训体系打下了坚实的基础。

我国通过建立国家级和省级医院感染质量控制中心，协助开展医院感染防控相关技术工作以及培训，致力于从基层医疗机构做起，提高各级医疗机构医务人员医院感染防控能力，这对降低医院感染、提升医疗质量和保障患者安全起到了非常重要的作用。由于政府提出了明确要求，加强了监管力度，许多医疗机构都开始对感染防控人员的数量和专业采取优化措施，较多医院配备了跨越临床、护理、公卫、检验、药剂等不同专业的具备博士、硕士学位的高学历人才的医院感染管理队伍，这些高学历的专职人员在接受国家级或省级医院感染质量控制中心的培训并考核合格后，均可成为培训其他医护人员医院感染防控知识的强大师资力量，甚至在各高校的教学医院中担负起对医学生的医院感染防控知识的教学任务。

2. 医院感染教育培训体系的建设

医院感染防控需要医生、护士、技师、药师以及运送、保洁等人员共同参与，因此，必须重视对各类人员进行医院感染防控知识的普及。医院感染防控知识的普及不但可以提高一线职工对预防及控制医院感染的意识，还能通过各级各类人员有针对性的分级分层培训，系统地提升医院感染的防控能力。感染防控专职人员在针对各级人员做培训时亦可将重要的防控要点做集束化处理，如对手术部位感染、呼吸机相关性肺炎、导尿管相关尿路感染、中央导管相关血流感染等的防控集束，方便各级人员掌握并实施。通过培训，医务人员可掌握手卫生、隔离技术、标准预防和各种感染类型的防控措施，从根源防治医院感染。在医院内建立医院感染的教育培训体系，还需对师资力量、培训对象、培训内容、培训方式及培训后考核分别进行管理。

1）教育培训师资要求

担任全院医院感染相关教育培训的教师通常由医院感染管理科的专职人员担任，也可以由临床科室和其他部门的感染科专家、微生物学专家等担任，且必须满足以下各项要求：①符合与医院感染控制技术相关的专业背景，包括临床医学、护理学、公共卫生、流行病学、临床药学、微生物检验等。②必须已参加省级以上医院感染岗位培训班并通过考核。③1 年内参加 15 学时及以上的医院感染相关继续教育学习班或会议。

担任科内医院感染相关教育培训的教师，必须满足以下要求之一：①参加医院组织的医院感染管理科组织的医院感染知识培训并通过考核。②参加省级以上医院感染岗位培训班并通过考核。

2）教育培训对象要求

医院各级人员在感染防控中的职责分工不同、在工作中面向医院感染防控的切入点不同、需掌握的知识不同，故应当予不同人员以不同内容的培训。可按重点人员、重点部门及重点部位进行分类，根据不同教育培训对象的职业、所在科室或部门以及涉及的重点关注的感染控制关键点，设计不同的教育培训内容。

（1）重点人员：包括医院感染专职人员、医院感染兼职医生和护士、感染和微生物室人员、临床医生（可按科室细分为内、外、妇、儿、皮肤、口腔、中医等）、护理人员、医技人员、工勤保洁运送人员、住院基地规范化培训和专科规范化培训医生、实习生、研究生、进修生、行政人员及其他专技人员。

（2）重点部门：包括手术室、介入中心（导管室）、消毒供应中心、产房、人流室、婴儿室、新生儿病房、ICU、骨髓移植病房、感染科、口腔科、血液透析室、消化内镜中心、支气管镜室、静脉调配中心等。

（3）重点部位：包括手卫生、职业防护、医疗废弃物处置、抗菌药物合理使用、多重耐药菌防控、一次性使用无菌医疗用品管理，以及各类手术、诊疗操作等。

3）教育培训内容要求

为了有效地防止医院感染，培训内容应该涵盖以下几个方面：①国家有关医院感染管理的法律、法规、规范、标准和文件。②医院感染管理相关制度、规定，标准操作规范及流程。③医院感染防控专业理论知识。④医院感染防控实用技能。

应在全员培训的基础上，对医院感染防控重点部门的工作人员、医院感染防控重点环节的工作人员、新入院的各类工作人员及新建科室的工作人员进行针对性培训。如针对重症监护病房的护理人员及工勤人员加强关于环境物表面清洁消毒的培训，针对外科医生、护士、换药小组人员、麻醉医生等加强关于手术部位感染防控的培训等。另外，有些医院的感染防控工作虽然全体职工都有涉及（比如多重耐药菌防控需要医生、护士、工勤人员及行政管理部门共同参与），但对不同人群的培训内容应当做适当的调整。例如，面向临床医生的培训，应当有合理使用抗菌药物的内容；面向护士的培训，应当有规范进行护理操作的内容，如规范吸痰、留置导尿和深静脉置管的护理等内容；面向工勤人员的培训，应当有环境物表面的清洁消毒、医用织物和医疗废弃物正确处置的内容。

4）教育培训方式要求

（1）现场培训模式：医院感染专职人员应及时更新各项规范和指南，并定期（建议每月1~2次）对各部门医院感染兼职医生、护士及工勤人员进行医院感染知识培训，再由这些人员将知识要点传达给相应部门其他工作人员，争取做到全院覆盖。现场培训可以通过讲解PPT、播放视频、实训操作或病例讨论等方式来授课。授课者可不拘于医院感染专职人员，亦可邀请院内其他部门的专家进行讲解，比如感染科专家、微生物学专家等，也可请其他经验丰富的医务人员、工勤人员授课，亦可邀请其他医院的知名专家来授课，加强医院与医院间感染控制文化的交流。

（2）网络教育模式：医院感染防控相关知识可以上传至医院网络教育网站，按具体内容可分为理论培训与操作培训。①理论培训。可包括各项指南、规范，按模块可划分为医院感染预防与控制基本技术、医院感染的基本知识、职业防护、医疗废弃物管理、消毒隔离技术、微生物标本的采集与运送、重点部位或人群医院感染预防与控制、抗菌药物管理等（详见表6-1）。面向不同职业的培训对象时，所显示的培训内容应适当进行调整。②操作培训。可录制视频，按模块可划分为手卫生、口罩的戴脱、隔离衣的穿脱、外科换药、临床微生物标本采集与送检（详见表6-2）。

表6-1 医院感染网络教育理论培训学习课件

培训类型	学习课件
医院感染预防与控制基本技术	标准预防
	《医务人员手卫生规范》
	《病区医院感染管理规范》
医院感染的基本知识	《医院感染暴发报告及处置管理规范》
	《医院感染暴发控制指南》
	《传染病上报及处理流程》
	《中华人民共和国传染病防治法》
职业防护	《血源性病原体职业防护接触导则》
	《医务人员艾滋病病毒职业暴露防护工作指导原则》
	《职业暴露的处置与防护》
医疗废弃物管理	《医疗废物分类目录》
	《医疗废物管理条例》
消毒隔离技术	《消毒隔离基本知识》
	《医院消毒卫生标准》
	《医院隔离技术规范》
	《口腔器械消毒灭菌技术操作规范》
	《软式内镜清洗消毒技术规范》
	《清洗消毒及灭菌技术操作规范》
	《医疗机构环境表面清洁与消毒管理规范》
	《医院医用织物洗涤消毒技术规范》
微生物标本的采集与运送	《临床微生物学检验样本的采集和转运》
	《微生物标本的采集与运送》
	《下呼吸道感染细菌培养操作规范》

续表

培训类型	学习课件
重点部位或人群医院感染预防与控制	《呼吸机相关肺炎的预防与控制》
	《导尿管相关尿路感染的预防与控制》
	《血管导管相关感染预防与控制指南》
	《外科手术部位感染的预防与控制技术指南》
	《多重耐药菌的预防与控制技术指南（试行）》
	《重症医学科建设与管理指南（试行）》
	《手术室管理规范》
	《新生儿病室建设与管理指南（试行）》
	《医疗机构血液透析室管理规范》
抗菌药物管理	《抗菌药物临床应用指导原则》
	《抗菌药物预防性应用的基本原则》
	《抗菌药物在特殊人群中的应用》
	《围手术期预防性应用抗菌药物管理实施细则》
	《抗菌药物临床应用管理办法》

表 6-2 医院感染网络教育操作培训视频课件

培训类型	视频课件
手卫生	《流动水洗手》
	《卫生手消毒》
	《外科手消毒》
	《无菌手套的穿脱》
口罩的使用	《外科口罩的戴脱》
	《医用防护口罩的戴脱》
穿脱隔离衣	《隔离衣的穿和脱》
外科换药	《外科换药》
临床微生物标本采集与送检	《临床微生物标本采集与送检》

（3）医院感染文化宣传教育：宣传和教育可以培养医院感染文化，包括有形和无形的产品、思想、信息和观念。教育培训亦可通过宣传医院感染文化的模式普及到医院内每一位工作人员。医院感染文化实践可以丰富多彩，例如，组织各种形式的医院感染知识竞赛；

制作医院感染防控相关知识宣传手册；在病区内张贴感染控制宣传画；在医院感染管理的微信公众号中发布医院感染科普文章；召开感染控制宣传周活动等。这些都是宣传医院感染文化的载体与形式，亦是医院感染教育培训的承载方式之一。医院感染管理科应每年举办感染控制宣传周，并根据宣传主题组织各项活动，如专家讲座、病例讨论、知识竞赛、实训操作、制作展板及宣传手册等，在宣传感染控制文化的同时加强相应工作人员医院感染知识的教育培训。

5）培训考核要求

（1）医院感染兼职医生和护士由医院感染管理科组织考核，建议每月一次，并将考核结果纳入医院感染兼职人员月度绩效考核。

（2）医生和医技人员在"三基"考核中进行医院感染理论知识和操作考核，建议每年一次，并与个人职称评聘和科室年度考核挂钩。

（3）所有护士由护理部组织相应医院感染知识考核，建议在职职工至少每月一次。考核结果纳入护士月度及年度绩效考核，并将结果汇总至医院感染管理科。

（4）新职工及住院基地医生由人力资源处（部）组织在岗前考核中，对其进行医院感染理论知识和操作的考核，直接纳入岗前培训成绩；新职工必须完成医院感染管理相关培训，考核合格后方可进入临床工作。

（5）全体工勤保洁运送人员定期由医院感染管理科组织考核，考核结果报送后勤保障处（部），由后勤保障处（部）对相关人员进行评定。

（6）实习生、研究生、进修生由教育处统一组织培训，具体培训内容及考核由医院感染管理科提供并督导，考核结果纳入该生教育评定。

（7）行政职能部门的医院感染培训考核在医院网络教育平台进行，考核结果纳入个人考核及评聘系统。

（8）其他专技人员由医院感染管理科组织现场培训及考核，建议每年至少一次。

（二）风险管理体系

在医疗行为的全过程中，医疗风险无处不在，对患者的健康构成了严重威胁。因此，有效的风险管理显得尤为重要，这是确保患者安全，最大限度提升医疗服务质量的关键。

1. 风险管理的概念

《风险管理原则与实施指南》将风险管理定义为指导和控制某一组织与风险相关问题的协调活动，包括风险评估、风险处理、风险承受和风险沟通。其中，医疗风险涉及各种潜在的危害，如医疗事故、医疗差错、医疗意外、并发症、感染、医疗纠纷等。

医疗风险管理是一种有效的预防措施，旨在通过科学的评估、规划、实施和监督，有效降低医疗风险的发生率，从而减少患者的经济损失，合理利用资源，提升医疗服务质量。

2. 风险管理过程

1）明确环境信息

明确周边环境信息，明确风险管理目标，确定与组织相关的内部和外部因素，制定合适的风险控制规划，实施严格的风险控制措施。

2）风险识别

风险识别是发现、列举和描述风险要素的过程，包括可能影响系统或组织目标实现的时间或情况，对风险源、风险时间、原因和潜在后果进行识别，注重人为因素和组织因素的影响。风险识别必须遵循完整性、系统性和重要性原则，其主要方法有：检查表法、专家咨询法（头脑风暴法和德尔菲法）、工作风险分解法、情景分析法、故障树法、事件树分析法、危险与可操作性研究（HAZOP）、失效模式和效应分析（FMEA）等。

3）风险评估

利用风险评估，可以识别潜在危害，对危害发生的概率和严重程度进行估计，以便采用恰当的预防措施。风险评估过程包括风险估计和风险评价。风险估计是针对每一项风险的估计，以确定其可能性；风险评价是评估不同风险的影响，以确定其可能性的大小。常见的风险评估方法主要有基于知识的分析方法、基于模型的分析方法、定量分析方法、定性分析方法，以及定量和定性相结合的半定量分析方法。

（1）定性分析方法：该分析方法已成为当今应用范围极其广泛的分析工具，采用词语或叙述性的方法，以客观、精确的指标来衡量不同类型的风险，从而描绘危险事件的频率及后果的严重程度。定性分析方法通常通过问卷、面谈及研讨会的形式进行数据收集和风险分析，带有一定的主观性，往往需要凭借专业人员的经验和直觉或业界的标准和惯例，为风险各相关要素的大小或高低程度定性分级。

（2）定量分析方法：该分析方法即对通过定性分析方法确定优先顺序的风险进行量化分析，通常在定性分析之后进行，需要使用大量的数据来描述风险的频率、后果和严重程度。

（3）半定量分析方法：该分析方法将定量和定性分析相结合，综合分析风险的水平，为定性的描述赋予定量的数值，从而能更准确地评估风险程度。这种评估方式可以实现对风险的统一评估，从而更好地分级管理和分重点控制。常见的方法有风险指数法、风险矩阵法等。

4）风险控制

风险控制即通过对风险全面评估，制定相关策略、采取有效措施，降低风险，体现PDCA循环理念。

3. 医院感染风险管理的实施

近年来，医院感染风险管理不断面临新的挑战，且管理和决策的复杂性、难度日益增加。把风险管理的思想融入医院感染防控管理之中，及时发现并处置潜在的危险，是预防和控制医院感染的最佳策略。基于风险评估的感染防控管理，通过风险识别、风险评估、风险评价，可明确医院感染的风险因素，了解医院感染防控工作的重点，为制定防控措施和计划目标提供科学依据。

进行医院感染风险评估，不仅能够在全院层面上发现潜在的风险，还能够在部门层面发现潜在的健康隐患，找出医疗机构在医院感染预防和控制工作中内部和外部的薄弱环节，为医院感染管理工作计划目标的制定和相应感染控制措施的实施提供科学依据。

1）医院感染管理的风险识别

通过专家调查法对临床科室和医技科室进行医院感染管理风险识别，从管理指标、过程指标和结果指标三个方面进行识别。选择指标时，需要考虑科学、全面、易于获取和代表性强等特征，并尽可能使用量化指标。管理指标可以包括医院感染管理制度与操作流程、多重耐药菌感染管理、抗菌药物临床应用管理、一次性使用医疗器械和器具管理、微生物标本采集和送检、感染控制知识的掌握等；过程指标可以选择手卫生依从率、手卫生正确率、呼吸机使用率、导尿管使用率、中心静脉导管使用率、无菌操作观念、物品和器械清洗消毒等；结果指标可以选择医院感染发生率、呼吸机相关性肺炎发生率、中心静脉导管相关感染发生率、导尿管相关泌尿系感染发生率、多重耐药菌感染发生率、手术部位感染发生率、抗菌药物使用率、高热血培养送检率等。

2）医院感染管理的风险评估

（1）确定权重系数：在医院感染管理风险评估中，权重系数是一个重要的考虑因素，建议采用文献检索和专家咨询等方式来确定权重系数。在分配权重系数时，需要考虑指标的重要性和对医院感染管理风险的影响力，以及指标在全院层面涉及的范围等因素。通过综合评定，将各个风险指标划分为不同的重要程度，并进行相应的赋值。

（2）量化评定：根据医院感染潜在的危害、危害的严重程度以及当前的环境状态，对医院感染风险做出准确的分析和评估。

（3）发生可能性：根据被评价科室的基线水平，可以对医院感染发生可能性进行预测。基线水平可取过去1年或过去3年的，具体取决于每个医院及科室的实际情况；可按照发生可能性的大小，将其分为从不发生、罕见发生、或许发生、发生可能性较大、发生可能性大5个等级，并根据实际情况进行赋值。

（4）后果严重程度：对事件发生造成后果的严重程度进行评估，可划分为极少、轻微、较轻、严重、重大5个等级，并根据实际情况进行赋值。

（5）当前体系情况：指医院或科室是否有应对此风险的能力及系统，可划分为完备、好、一般、差、无5个层次，并根据实际情况进行赋值。

（6）总体测评：对于每一项风险，都需要考虑其发生的可能性和后果的严重程度，以及当前体系对该风险的估计值。将这些因素进行相加或相乘，并乘以权重系数，计算出每一项风险的分值。最后，将所有风险的分值汇总，得出总评分，并据此对风险的高低进行评价。风险界定线的划分应根据医院的实际情况确定，可以根据百分位数进行界定，也可以根据医院的工作重心进行调整。通过这样的划分，可以筛选出高风险的科室，通过集中资源进行干预，降低风险发生的可能性。

可见，医疗服务行业既是一种高技术行业，又是一种高风险行业。随着医学技术的进步与发展，医院感染管理面临着巨大的挑战。为了保证医疗质量和患者安全，管理者需要具备风险管理的理念，并将风险管理的原理和方法引入医院感染风险管理。通过引入医院感染风险管理，管理者能够更有效地发现、处理和控制医疗活动中医院感染发生的风险。在医院的运作过程中，管理者需要对潜在的风险进行识别和评估，并采取相应的预防和控制措施，只有这样，才能使医疗质量和患者安全得到保障。

（三）监督审查体系

1. 医院感染监督审查的目的和意义

《医院感染管理办法》第五章规定，县级以上地方人民政府卫生行政部门应当按照有关法律法规和本办法的规定，对所辖区域的医疗机构进行监督检查。其监督检查的主要内容包括：①医院感染管理的规章制度及落实情况。②针对医院感染危险因素的各项工作和控制措施。③消毒灭菌与隔离、医疗废弃物管理及医务人员职业卫生防护工作状况。④医院感染病例和医院感染暴发的监测工作情况。⑤现场检查。卫生行政部门在检查中发现医疗机构存在医院感染隐患时，应当责令限期整改或者暂时关闭相关科室或者暂停相关诊疗科目。

为达到国家法律法规以及上级卫生行政部门对医院感染控制方面的各项规范和要求，各级医疗机构必须严格按照相应文件的要求落实医院感染防控措施，医院感染管理科应定期对重点科室或部门、普通病区卫生、医务人员手卫生、医疗废弃物处理、多重耐药菌感染防控措施、导管相关感染防控措施、环境物表清洁等进行监督审查，并将监督审查结果及时反馈给相应部门，让其及时整改，不断提高医院感染管理水平。

2. 医院感染监督审查体系建设的内容

1）重点科室或部门的医院感染防控督查

按照国家卫生健康委员会的各项规范、要求，管理者应对医院所有重点科室和部门进行定期感染防控督查，及时反馈发现的问题，促进医院感染防控能力的提高。重点科室或部门包括手术室、消毒供应中心、重症监护病房、产房、新生儿室、内镜室、支气管镜室、心导管室、数字减影血管造影室、血液透析室、层流室、口腔科门诊、感染科、检验科、微生物室、耳鼻喉科门诊、静脉配置中心、人流室、配奶室等。

督查考核表单涉及感染管理、环境与布局、人员管理、物品管理、流程与无菌技术原则、清洁消毒、医疗废弃物、感染监测等方面内容。医院感染管理科每季度按照表单对全院所有重点科室或部门进行全覆盖督查并打分，对发现的问题以书面督办单的形式反馈至临床科室、护理部或后勤保障处。同时从院科两级对重点科室或部门的环境物表、消毒液、消毒器械、医务人员手等的消毒效果进行细菌采样督查和自查，其中院级手卫生采样结果计入个人评聘考核，并将环境物表消毒器械采样阳性情况反馈至护理部；科级自查内容作为各科室医院感染管理小组工作内容之一，可促进科室感染防控持续改进。

2）普通区域的医院感染防控督查

按照《病区医院感染管理规范》（WS/T 510—2016）的要求，病区感染控制小组负责对本病区的医院感染防控工作进行每季度自查，由医院感染兼职护士负责书面记录，保障院、科两级感染防控工作落实到位。

3）手卫生的医院感染防控督查

对全院所有人员手卫生进行定期培训及考核，包括对医护人员手卫生的依从性、正确性、有效性进行定期督查及反馈。对手卫生消耗品，如洗手液和免洗手消毒液的消耗量按照病区或部门进行定期统计并反馈。

（1）手卫生依从性督查：按照医院感染质控中心制定的手卫生依从性表单，由每科医院感染兼职护士每月对各自病区进行手卫生依从性督查，每月每病区至少抽查手卫生执行点 50 个，检查对象包括医生、护士以及工人等人员。由医院感染管理科每季度进行各病区或科室手卫生依从率统计，计算全院手卫生依从性率和科室或病区手卫生依从率，并定期公布结果。

（2）手卫生正确性督查：每年对全体医务人员进行手卫生培训，全院所有新职工均需通过手卫生考核，副高及以下职称的医生每年必须通过"三基"考试中卫生手消毒或外科手消毒的考核，考核成绩计入个人评聘考核。同时，采取随机调取外科洗手池监控的方式，对外科医生术前外科手消毒的规范性进行打分，并计入科室考核及个人评聘考核。

（3）手卫生有效性督查：为了保证医疗安全，应定期监测医护人员的手卫生情况，包括洗手习惯和消毒方法。医院还应定期对重点科室和部门医护人员的手部进行检测，以确保他们手部表面的菌落不超过 10 cfu/cm^2；定期公布手卫生不合格情况，同时可将手术科室外科手采样检查情况计入科室考核及个人评聘考核。

4）医疗废弃物的医院感染防控督查

根据国内外的实践经验，医疗废弃物管理需综合考虑社会情况、环境保护、经济效益和技术支持等多方面的影响。因此，立法部门和卫生监督所等执法部门及社会监督部门应相互配合，对医疗废弃物的产生、收集、储存、运输、处理处置的全过程跟踪管理。医院内部应当成立医疗废弃物管理小组，明确相关部门的职责，严格督查医疗废弃物管理的各个环节，做好医疗废弃物的分类、交接、转运与暂存等工作，防止医疗废弃物的流失。医疗机构内医疗废弃物的管理涉及多部门合作管理，由医院感染管理科牵头，医务部门、护理部门、后勤保障部门及各医疗废弃物产生部门紧密配合相关工作；同时，医院感染管理部门应负责全院医疗废弃物的监督、检查与反馈，以及对医疗废弃物的处理方法进行培训与技术指导。

（1）监督、检查与反馈：医疗废弃物的监督、检查多由医院感染管理科负责。监督、检查与反馈工作需定期进行，监督、检查可采取多种方式进行，如定期督查、随机抽查等，并及时向有关人员反馈监督、检查的结果，根据需要在不同范围内进行公示。按照《医疗废物管理条例》《医疗卫生机构医疗废物管理办法》的要求，医院感染管理科应制定各病区、重点科室或部门以及门诊医技等各诊疗区域的医疗废弃物督查表单，定期对全院病房、门诊、医技区域的医疗废弃物分类、收集、容器规范性、人员着装、运送、交接记录、暂存等各个重点环节进行监督，以便及时发现问题，现场反馈给相关部门，并限期整改。同时，各病区医院感染兼职护士应每月对病区医疗废弃物管理的情况进行日常自查，发现问题及时整改，并形成书面记录交医院感染管理科审核。

医院感染管理科可定期联合护理部、后勤保障处、物业负责人等对全院医疗废弃物管理工作进行抽查，发现问题及时整改；医疗机构内部亦可制定医疗废弃物管理的行政处罚办法，或将督查结果纳入相关部门年终考核，以加强医疗机构内部医疗废弃物的管理并防止医疗废弃物流失。

（2）培训与技术指导：医院感染管理科应每年为相关工作人员提供专业的培训，以使其更好地掌握医疗废弃物的处理方法。根据工作人员的工作类型，医院感染管理部门应针对性地提供专业的分类培训，例如对于临床医务人员和护理人员，重点提供医疗废弃物分类丢弃的相关培训；对于保洁或运送人员，重点提供有关分类收集、包装要求、运送路线等方面的培训；对于医疗废弃物管理人员，重点提供周转收集的标准以及暂存站的管理和转运交接相关的培训；为了确保医疗废弃物得到正确处置，所有参与者都必须接受专业的职业防护和应急预案培训。

5）多重耐药菌的医院感染防控督查

按照《多重耐药菌医院感染预防与控制技术指南（试行）》的要求，对于多重耐药菌的医院感染防控督查，应当做好多重耐药菌监测、患者隔离、加强患者周围环境清洁消毒、强化医务人员手卫生管理和标准预防以及抗菌药物管理。医院感染管理科应重点管控多重耐药菌医院感染的诊断、监测、预防和控制等环节，定期（建议每周至少2次）对全院所有多重耐药菌患者的感染防控工作进行监督检查，包括开立接触隔离医嘱、患者单间或床边隔离、手卫生、穿脱隔离衣、环境清洁消毒、医疗废弃物处置等。同时，由病区护士长监督病区内的多重耐药菌患者隔离措施的落实情况，医院感染管理兼职护士负责日常多重耐药菌防控措施的核查，根据医院感染管理科制定的《多重耐药菌预防控制措施核查表》对各项防控措施进行自查，对存在的问题进行定期分析、总结及反馈。

（1）多重耐药菌监测：医院感染管理科应当建立完善的感染实时监测体系，加强对多重耐药菌的检测，确保能够准确掌握医院内的感染情况。若发现疑似感染的病例，应立即与相关部门联络，采取必要的预防和治疗举措，避免发生更大范围的播散。

（2）患者隔离措施：对多重耐药菌感染或定植患者实施如下隔离措施：①首选单间病房隔离。②若患者较多，可将同种多重耐药菌感染或定植患者安置在同一病房。③隔离病房不足时，可采取床旁隔离措施，避免和气管插管、深静脉留置导管、切割伤口以及免疫力低下的患者安置在同一房间。④在感染暴发的情况下，为免疫力较低、患有严重疾病以及多种慢性疾病的人提供保护性隔离措施，必要时可暂时关闭病区，保护隔离病区内所有未感染患者。

（3）环境清洁消毒：医院感染管理科应定期督查多重耐药菌感染或定植患者周围环境的清洁及消毒情况，包括查看消毒液的配制情况、清洁消毒的记录、抹布拖把的处理，以及相关物体表面消毒效果的监测，一旦出现或者发现疑似多重耐药菌感染暴发，应立即采取措施，调查物体表面的清洁、消毒效果。

（4）物品清洁消毒：督查人员应了解多重耐药菌感染或治疗的重要性，并正确掌握其清洁及消毒要点。督查人员可重点查看以下环节的现场操作是否到位及是否有相关记录：①对接近患者的物品（如床头柜、餐桌、护栏等）和接触概率大的物品（如监护仪按钮、呼吸器按钮、血压计袖带、门把手等）的清洁及消毒频率是否高于其他接触概率小的物品。②一般性诊查用品（如听诊器、血压计、体温计、叩诊锤、手电筒等）是否专人专用、定期消毒。③不能专人专用的设备、器具及用品，是否在每次使用后即刻擦拭消毒或采用屏障保护。④是否有使用 500～2 000 mg/L 的含氯消毒剂或含有季铵盐的一次性湿巾，每天 3 次进行清洁和擦拭消毒。⑤使用过的抹布、拖把是否集中清洁消毒。⑥患者转出、出院或死亡后，床单位、周围环境和专用物品、设备是否进行彻底的消毒。

（5）手卫生管理和标准预防：为了有效地预防多重耐药菌感染，手卫生管理应从两方面着手。一方面，要加强医院工作人员在诊疗操作前后的手卫生管理，严格执行手卫生制度，提升他们的预防意识；另一方面，要加强对陪护、探视人员的手卫生知识宣传，增强他们的预防意识，减少多重耐药菌的携带和传播。同时，无论是医院工作人员还是陪护、探视人员，在接触患者前均应做好标准预防。在病区内，应最大限度地减少与多重耐药菌感染或定植者接触的医疗工作人员的数量，特别是护工和保洁人员，以减少交叉感染的机会；任何人员有可能接触患者的伤口、黏膜、血液、体液、分泌物、排泄物等时，应当戴手套；有可能与患者密切接触或者受到患者血液、体液、分泌物、排泄物喷溅时，应加穿隔离衣。医疗机构内医院感染防控的专职人员以及病区医院感染管理兼职护士应加强监督病区内接触多重耐药菌感染或定植患者的人员的手卫生及标准预防的落实情况，各床位的责任医生和护士应积极配合。

（6）抗菌药物管理：细菌的多重耐药性是一种后天获得的耐药性，而抗菌药物滥用是导致这一问题的根本原因。要彻底解决诱导耐药和多重耐药菌在医疗机构间交叉传播的问题，各医疗机构必须切实加强抗菌药物的临床应用管理，并采取多重耐药菌的防控措施。为了实现这一目标，医院的医务处（科）、门诊部、医院感染管理科和药剂科应该密切合作，各司其职、各尽其责。定期抽查抗菌药物的分级使用情况以及运行病历和终末病历中抗菌药物的使用情况是必要的，一旦发现问题及时整改。

6）导管相关感染的医院感染防控督查

医院感染管理科应按照《导管相关血流感染预防与控制技术指南（试行）》《导尿管相关尿路感染预防与控制技术指南（试行）》以及中华医学会重症医学分会发布的《呼吸机相关性肺炎诊断、预防和治疗指南（2013）》的要求，制定相关的导管相关感染防控督查制度；病区医院感染兼职护士负责对患者插管前、插管中、插管后的日常管理进行定期监督，形成书面记录；医院感染管理部门应定期对重症监护病房及普通病区的三管感染防控措的施落实情况进行督查，并将发现的问题及时反馈至临床。

7）环境物表面清洁消毒的医院感染防控督查

按照《医疗机构环境表面清洁与消毒管理规范》的要求，应定期对重点科室或部门、普通病区、医技诊区的环境物表面清洁效果进行现场监测。监测内容通常包括空气监测和物表监测。

（1）空气监测：医疗机构应定期对感染高风险部门进行监测。感染高风险部门包括手术室、导管室、其他层流室、重症监护病房、骨髓移植病房、器官移植病房、产房、新生儿室、母婴同室、血液透析中心、烧伤病房等。在出现或疑似医院感染流行暴发时随时对环境物表面清洁效果进行监测，并进行相应致病微生物的检测；新建与改建设施验收时以及净化设备检修或更换后，也应进行微生物监测。

（2）物表监测：物表监测通常采用肉眼目测法。为了确保病房的卫生，应每天由本单元医院感染兼职护士监测（目测）环境，包括地面、台面和墙壁是否清洁，物品设备是否有序，重点检查是否每天清洁消毒床栏、床头柜、门把手、灯开关、水龙头、治疗车台面等患者频繁接触的物体表面，出现肉眼可见的污染时应及时清洁、消毒。为了保证室内环境的卫生，每周应由专人监测空调装置的进风口、回风口的清洁状态，洁净区域每周检查空气净化装置的回风口栅栏、网面、管道内壁的清洁度。医疗机构无须常规进行物体表面采样。若怀疑医院内感染与环境相关，可采用三磷酸腺苷（ATP）生物发光法、环境消毒效果染菌监测等方法及时进行相关物体表面消毒效果监测，并可突击检查物体表面的清洁、消毒效果。

第二节 医院感染管理

一、医院感染管理职责

（一）医院感染管理委员会的职责

（1）严格遵守相关的法律法规和技术规范、标准，制订有效的预防和控制感染的规章制度，密切监督其执行情况。

（2）为了预防医院感染，根据卫生学要求，对本院的建筑设计、重点科室建设的基本标准、基本设施和工作流程进行审查并提出意见。

（3）研究并确定本院的医院感染管理计划，并对其执行情况进行监督、考核及评价。

（4）研究并确定本院的医院感染重点部门、重点环节、重点流程、危险因素，以及应采取的干预措施，明确各相关部门、人员在预防和控制医院感染工作中的责任。

（5）研究并制定应急控制预案，对医院内可能出现的传染性疾病和特殊病原体感染进行有效防控。

（6）建立会议制度，定期研究、协调发展和解决相关部门医院感染管理方面的问题。

（7）根据本院病原体的特点和耐药现状，配合药事管理委员会提出合理使用抗菌药物的指导意见。

（8）指导其他相关部门的医院感染管理工作。

（二）医院感染管理专（兼）职人员的职责

（1）对有关预防和控制医院感染管理规章制度的落实情况进行检查。

（2）对医院感染及其相关危险因素进行监测、分析和反馈，针对问题提出控制措施并指导实施。

（3）对医院感染发生状况进行调查、统计分析，并向医院感染管理委员会或者医疗机构负责人报告。

（4）为医院的清洁、消毒、灭菌、隔离、无菌操作技术、医疗废物管理等工作提供指导。

（5）为传染病的医院感染控制工作提供指导。

（6）为医务人员有关预防医院感染的职业卫生安全防护工作提供指导。

（7）对医院感染暴发事件进行报告和调查分析，提出控制措施并协调、组织相关部门进行处理。

（8）为医务人员进行预防和控制医院感染的培训工作提供指导。

（9）对消毒药械和一次性使用医疗器械、器具的相关证明进行审核。

（10）参与抗菌药物临床应用的管理工作。

（11）组织开展医院感染预防与控制等方面的科研工作。

（12）完成医院感染管理委员会或者医疗机构负责人交办的其他工作。

（三）医院感染管理小组的职责

（1）负责本科室医院感染管理的各项工作，根据本科室医院感染的特点，制订管理制度并组织实施。

（2）对医院感染病例及感染环节进行监测，采取有效措施，降低本科室医院感染发生率。

（3）对发现的医院感染流行趋势，及时报告医院感染管理科，并积极协助调查。

（4）监督检查本科室抗感染药物使用情况。

（5）组织本科室关于预防与控制医院感染知识的培训。

（6）督促本科室人员执行无菌操作技术，遵守消毒隔离制度。

（7）做好对工勤人员、陪护人员、探视人员等人员的卫生学管理。

（四）医院感染管理科室人员的职责

（1）负责发现和报告感染病例。

（2）熟练掌握医院感染诊断标准。

（3）积极配合感染管理小组的工作，及时反馈和上报有关信息。

（4）学习、宣传医院感染和监控知识及相关感染管理规章制度。

（5）协助值班人员对感染患者进行治疗，掌握抗生素使用方法，合理使用抗生素。

（6）相互学习、相互督促，积极配合，动员全科人员认真做好医院感染预防和监控工作。

（7）积极配合医院感染管理小组的工作，协调病房内的医生、护士和患者之间的关系。

（8）督促医院感染管理各项规定、制度、计划、措施的贯彻与落实，及时反馈有关信息。

（9）按上级业务部门的要求做好医院感染微生物监测标本的收集，把好质量关，不弄虚作假。

（10）实施消毒隔离工作制度，指导实习进修人员的工作。

（11）共同做好医院感染病例的发现报告，降低漏报率，预防和控制感染。

（12）保管和整理好医院感染有关资料。

（五）医院感染管理相关部门的职责

1. 医务处（科）

（1）协助组织医生和医技部门人员开展关于预防与控制医院感染知识的培训。

（2）监督、指导医生和医技人员严格执行无菌技术操作规程、合理应用抗感染药物、正确管理一次性医疗用品等。

（3）出现医院感染流行或暴发趋势时，感染科统筹协调相关科室、部门开展感染调查与控制工作，根据需要进行医生人员调配，组织完成治疗和后续处理工作。

2. 护理部

（1）协助组织全院护理人员开展关于预防、控制医院感染知识的培训。

（2）监督、指导护理人员严格执行无菌操作技术，以及遵守消毒、灭菌与隔离、一次性使用医疗用品的管理等有关医院感染管理的规章制度。

（3）出现医院感染流行或暴发趋势时，根据需要进行护士人员调配。

3. 总务处（科）

（1）负责医院废弃物的收集、运输和处置。

（2）负责污水的处理、排放工作，使其符合国家《污水综合排放标准》的要求。

（3）负责管理、监督医院食堂的卫生工作，使其符合《中华人民共和国食品安全法》的要求。

（4）对洗衣房工作进行监督管理，使其符合医院感染管理要求。

4. 药剂科

（1）负责本院抗感染药物的应用管理，定期总结、分析和通报应用情况。

（2）及时为临床提供抗感染药物信息。

（3）督促临床人员严格遵守抗感染药物的管理规定和应用原则。

5. 检验科

（1）负责开展医院感染常规微生物学监测。

（2）开展医院感染病原微生物的培养、分离鉴定、药敏试验及特殊病原体的耐药性监测，定期总结、分析、上报给有关部门，并向全院公布。

（3）出现医院感染流行或暴发趋势时，负责相关检测工作。

二、医院感染管理要求

（一）医院感染管理委员会会议要求

（1）医院感染管理委员会应每年定期举行两次例会，以便对突发事件或潜在风险进行深入的分析、讨论、磋商，并采取必要的措施来处置相应的情况。会议由医院感染委员会主任主持，全体委员均需要出席。

（2）医院感染管理委员主要议定的事项：①按照相应的法律、法规，制定预防和控制医院感染的计划和管理要求，确立严格的感染防控措施。②参与医院消毒药剂及消毒器械的购入，并对其使用和保管情况进行监督。③结合实际情况，为医院扩建、改建和新建工程的布局流程提供科学合理的方案。④对医院感染管理科拟定的医院感染管理工作计划进行审定，并给予相关人员全面的绩效检查。⑤出现重大情况或者突发事件时，随时召开会议，讨论处理措施及应急预案。

（3）每次会议均要有记录，相关资料应保存3年。

（二）医院感染管理科工作要求

医院感染管理科在院长及医院感染管理委员会的领导下，全面指导医院感染预防与控制工作，以实现对感染的有效防控。医院感染管理科的医护人员应做到：①建立健全院内感染监控网，在全面综合性监测的基础上开展目标监测。②定期或不定期深入各科病房及重点科室进行微生物学监测，督查检查医院感染防控措施执行情况。③督促医生如实登记医院感染病例并及时上报医院感染管理科，杜绝漏报。④分析评价监测资料，并及时向有关科室和人员反馈信息，采取有效措施，减少各种感染的危险因素，降低感染率，将院内感染率控制在10%以内。⑤经常与检验科细菌室保持联系，了解微生物学的检验结果及抗生素耐药等情况，为采取相应措施提供科学依据。⑥协调全院各科室的院内感染监控工作，为各科室的院内感染防控工作提供业务技术指导和咨询，推广新的消毒方法和制剂。⑦为广大医务人员开展关于预防院内感染知识的培训和继续教育，做好有关消毒、隔离专业知识的技术指导工作。

（三）医院感染监测要求

1. 医院感染病例监测

当住院患者发生一般院内感染时，医护人员需要立即通知本科室的医院感染监控小组负责人并在24小时之内填表报告医院感染管理科。科室监测护士每月1日将上月抗生素使用情况调查表交给医院感染管理科；科室监测医生将医院感染病例登记表每天上报医院感染管理科。当临床医护人员发现可能出现医院感染流行或暴发趋势时，应该及时报告科室负责人并在24小时之内向医院感染管理科汇报，积极调查感染原因，寻找感染源和途径，以便采取有效的防治措施，控制感染蔓延。医院感染管理科每季汇总分析感染病例监测情况并上报院领导及相关部门。发现医院感染流行趋势或感染暴发流行时，医院感染管理科人员应深入临床调查分析，采取有效控制措施，减少或杜绝感染的蔓延，同时上报主管院长、卫生行政部门及疾控中心，并通报有关职能科室。

2. 消毒灭菌效果监测

对消毒、灭菌效果进行定期监测。灭菌合格率必须达到100%，任何未经检验的产品或不合格物品都禁止在临床使用。按照要求对使用中的消毒灭菌剂、压力蒸汽、低温等离子体、紫外线灯的消毒灭菌效果进行监测。内镜（如胃镜、肠镜、喉镜、气管镜等）在消毒处理之前，必须进行每季度监测，确保没有致病微生物存在；活检钳及经过消毒处理后的内镜（如腹腔镜、关节镜、胆道镜、膀胱镜、胸腔镜等），必须每月进行监测，确保没有致病微生物存在；对于血液净化系统，必须每月对入、出透析器的透析液进行致病微生物的监测。

3. 环境卫生学监测

环境卫生学监测包括对空气、物体表面和医护人员手的监测。医院必须关注重点场所的环境卫生情况，如手术室、重症监护病房、产房、母婴室、新生儿病房、血液病房、血液透析室、供应室清洁区、治疗室、换药室等，对其进行环境卫生学监测，确保室内的空气质量良好、物品清洁以及工作人员健康。当有医院感染流行并怀疑与医院环境卫生学因素有关时，应及时进行监测。

（四）医院感染暴发报告要求

（1）医院感染管理委员会是医院感染防控的核心组织，是医院感染暴发期间的最高综合管理机构，具有调度全院各部门的权力。医院感染管理委员会的各委员是相应职能部门、具有管理职能的业务科室及各临床科室报告的责任人。

（2）医院感染管理办公室是医院感染暴发事件报告的主要责任部门。

（3）医院感染暴发院内报告程序：①临床科室发现疑似医院感染暴发应当第一时间上报医务处（科）、护理部及医院感染管理办公室；医院感染管理办公室应立即向分管院长汇报；分管院长立即上报给院长（法人代表）。②特殊情况（仅限于在院内）可越级上报。③院长确定上报各级卫生主管部门、卫生监督部门、疾病控制部门的时间及内容。

（4）由省、市卫生主管部门指导医院感染暴发流行控制的全过程。

（5）在医院感染管理委员会的领导下，医务处（科）、护理部、门诊部、总务处（科）、基建办、保卫处（科）等部门应明确自身职能，做到规范化管理、分工明确、快速反应。

（6）在医院感染暴发期间，相关临床科室医院感染管理小组（科主任、护士长）作为科室报告责任人，在医院感染委员会的直接领导和医院感染管理办公室的业务指导下开展医院感染暴发控制的具体工作。

（7）医院感染暴发上报程序：①若医院出现5例以上疑似医院感染暴发病例或3例以上医院感染暴发，应于12小时内向所在地的卫生行政部门以及疾病预防控制机构报告。②若医院发生5例以上医院感染暴发病例，或由于医院感染暴发直接导致患者死亡，或由于医院感染暴发导致3人以上人身损害，由省卫生行政部门接到报告后组织专家进行调查，确认后于24小时内上报至卫生健康委员会。③若医院发生10例以上的医院感染暴发病例，或发生特殊病原体或者新发病原体的医院感染，或发生可能造成重大公共影响或者严重后果，应当按照《国家突发公共卫生事件相关信息报告管理工作规范（试行）》的要求，市卫生局调查确认后于2小时内逐级上报至省级卫生行政部门；省级卫生行政部门接到报告后组织专家进行调查，确认后于2小时内上报至国家卫生健康委员会。④医院感染暴发报告的内容包括医院感染暴发发生的时间和地点、感染初步诊断、累计感染人数、感染者目前健康状况、感染者主要的临床症状和体征、疑似病原体及目前医院采取的控制措施等。⑤医院感染暴发属法定传染病时，应按照传染病报告程序上报。

（8）医院各部门和科室应该积极协助各级各类卫生主管部门，加强对医院感染情况的监测和评估，并及时向其提供准确可靠的实时信息与资料。

（9）医院发生医院感染暴发流行时，应及时上报，不瞒报和缓报、谎报；一旦发现违反规定的情况，将依法严肃处理，并对相关领导进行问责。

（10）由医院感染管理委员会对感染管理全过程进行初步评估，并向各级卫生行政部门报告。

（五）医院感染控制要求

1.医院感染的预防

为做好医院感染的预防工作，相关管理人员应健全管理机构（医院感染管理委员会、医院感染管理科、临床科室医院感染管理小组），明确各级医院感染管理人员职责，完善医院感染管理的各项要求。医院感染管理组织的具体工作内容主要如下。

（1）压力蒸汽灭菌操作开始前，必须对相关物件进行工艺监测、化学监测和生物监测。工艺监测应对每口锅进行，并详细记录监测结果；化学监测应对每个消毒包进行，手术包尚需进行中心部位的化学监测；生物监测应每周进行，新灭菌器使用前必须先进行生物监测，合格后才能使用，对拟采用的新包装容器、新摆放方式及特殊灭菌工艺，也必须先进行生物监测，合格后才能使用。干烤箱应进行工艺监测和生物监测，发现质量问题及时检修并复查灭菌效果。预真空压力蒸汽灭菌柜每天灭菌前应进行 B-D 试验。

（2）环氧乙烷气体灭菌操作开始前，必须对每口锅进行工艺监测，对每个消毒包进行化学监测，每周进行生物监测。

（3）消毒药械、一次性无菌医疗用品的进货、使用及用后处理必须严格遵守《消毒管理办法》和有关的规章制度。

（4）使用中的消毒剂、灭菌剂应进行生物监测和化学监测。①生物监测，消毒剂每季度 1 次，使用中皮肤黏膜消毒液的染菌量检测 $\leq$ 10 cfu/ml，其他使用中消毒液的染菌量检测 $\leq$ 100 cfu/ml，且不得检出含有致病性的微生物；使用中的灭菌剂必须每月监测 1 次，且不得检出任何微生物。②化学监测，应根据消毒、灭菌剂的性能定期监测，如含氯消毒液应每天监测；灭菌剂（如戊二醛）应每周监测。

（5）各个关键场所及部门，如手术室、产房、导管室、血液透析室、母婴室、新生儿室、重症监护病房和供应室的无菌物品存放区及治疗室、换药室等，应每季度进行空气、物体表面和工作人员的监测，以确保环境安全。

（6）应对消毒药械、一次性无菌医疗物品及卫生用品的进货、储存、使用情况及一次性无菌医疗物品消毒效果、用后处理等进行监督、检查。

（7）合理使用抗菌药物，对医生、护士每月本科室用药情况进行监测，药剂科、感染管理科有计划地进行调整、分析并提出建议。

（8）感染管理科应定期监测医院感染情况，进行专题研究，并提出改进措施。

（9）医护人员必须严格遵守无菌操作技术和消毒隔离制度，做好自身防护。

2. 医院感染的控制措施

各科医护人员必须严格执行医院感染监测、报告制度。医院发生感染流行或暴发时，感染管理科应及时报告主管院长，并通报相关部门，以便进一步采取措施。经调查证实出现医院感染流行时，医院应于24小时内报告当地卫生行政部门。临床科室必须及时查找原因，协助调查，隔离感染患者并对病室环境采取相应消毒措施，切断感染途径。同时，按《中华人民共和国传染病防治法》有关规定，对确诊为传染病的医院感染病例进行管理和报告。医院感染管理科必须及时进行流行病学调查处理，证实其流行或暴发，计算罹患率，查找感染源及感染原因，调查分析并制订、组织、落实控制措施。其他医院发生医院感染流行或暴发时，应对本院同类潜在危险因素进行调查并采取相应措施。

（六）医院消毒隔离要求

1. 一般消毒隔离要求

（1）凡接触患者体液、血液、执行注射、采集标本的操作，进行介入性治疗检查、手术、接生等的人员均应严格遵守消毒隔离制度和措施；不可回收的敷料和一次性医疗用品一律送暂存间统一处置，回收的医疗器械应进行清洗、消毒或灭菌。

（2）开展工作时，医护人员必须身着正规的工作服，并佩带防护用品，进行无菌操作时应戴帽子、口罩；严禁在工作场所外的场合穿戴工作服、鞋、帽；接触患者前后应洗手。

（3）被传染病患者污染的环境、家具、用品、被服、餐具、便器等必须严格消毒；传染患者的排泄物、引流物必须经消毒、净化后才可由下水道排出。

（4）接触传染病患者时，应事先穿隔离衣、鞋，戴帽子、口罩；禁止穿戴隔离衣、鞋、帽、口罩等进入非隔离区。

（5）凡接触患者血液、组织、器官的器械、用品应严格灭菌；接触完整皮肤或完整黏膜的器械及用品应进行消毒。

（6）所有的一次性输液器、输血器和注射器在使用后应进行归类并交由相关人员统一管理。

2. 门诊患者消毒隔离要求

（1）在普通门诊、儿童医学中心和急救中心采取预检分诊制。发现或疑为传染病者，应安排到传染病门诊就诊。对已确定患传染病的患者，应将其转到传染病院治疗，并按规定上报疫情。

（2）患者应在医院的指定位置等待就诊、检查和治疗，避免在院内来回走动，以免发生交叉感染。

3. 住院患者消毒隔离

（1）在患者办理住院手续、进入病房之前，若病情允许，可进行沐浴更衣，有条件时可为患者存放私人衣物。

（2）若在患者住院期间确诊传染病，则应按消毒隔离原则处理：①病房保持整洁，住院患者若病情允许应按期沐浴，若病情不允许则按期进行卫生处置。②患者使用过的餐具和卫生器具应进行消毒处理，固定使用的物品应进行终末消毒处理。③被患者血液、体液污染的敷料应做焚烧处理，器械和可回收的敷料应进行双消毒处理。④患者的衣服及床上用品应保持清洁卫生，出院后的被褥、床垫应经日光暴晒或消毒后再用，避免交叉感染。⑤卫生工具按清洁、污染、相对污染区分固定使用，拖布应消毒、清洁、晾干后再用，患者床头桌应做到"一桌一布一消毒"。⑥若患者出院、转院或死亡，床单位应进行终末消毒。

4. 其他

（1）手术切除的组织器官、病理科组织标本均密闭保存，送暂存间统一处置。

（2）手术、分娩、血液透析、内镜检查、导管检查等之前，应进行肝功能、乙型肝炎表面抗原（HBsAg）、抗–HCV、抗–HIV等检查，凡结果阳性者，应严格执行消毒隔离措施。

（七）医务人员职业防护要求

1. 标准预防的定义

标准预防即认定患者的血液、体液、分泌物、排泄物均具有传染性，无论是否有明显的血迹污染或是否接触非完整的皮肤与黏膜，凡接触上述物质者，必须采取防护措施。其基本特点为：①既要防止血源性疾病的传播，也要防止非血源性疾病的传播。②强调双向防护，既要防止疾病从患者传至医务人员，又要防止疾病从医务人员传至患者。③根据疾病的主要传播途径采取相应的隔离措施，如接触隔离、空气隔离以及飞沫隔离等。

2. 标准预防的措施

（1）戴手套：在与患者的血液、体液、分泌物、排泄物及其他污染物品，或与患者黏膜和非完整皮肤接触前，医务人员均应戴手套；既接触患者清洁部位，又接触患者污染部位时，在换接触部位时应更换手套。

（2）洗手：接触患者的血液、体液、分泌物、排泄物及其他污染物品时，不论是否戴手套，都必须洗手。脱手套后、接触患者前后、可能污染环境或导致他人感染时，均应该彻底清洁、消毒双手，防止病毒扩散和传播。

（3）患者的血液、体液、分泌物、排泄物及其他污染物品有可能发生喷溅时，应戴眼、口罩，并穿防护衣，防止医护人员皮肤、黏膜和衣服被污染。

（4）对于受到患者血液、体液、分泌物、排泄物等污染的医疗用品和仪器设备，必须及时处理，并对重复使用的医疗仪器设备实施彻底的清洗与有效的消毒。

（5）使用锐利的工具和针头时，应格外小心，以免对医务人员和患者造成伤害。

（6）医护人员进行各项医疗操作时应严格遵守各项操作规程。

3. 医务人员的防护要求

1）基本防护

（1）防护对象：所有参与医院诊疗活动的医疗、护理和技术人员。

（2）着装要求：穿着规范的工作服、工作鞋，佩戴规范的工作帽、医用口罩。

2）加强防护

（1）防护对象：进行体液或可疑污染物操作的医务人员，传染病流行期发热门诊的工作人员，转运疑似或临床诊断为传染病患者的医务人员和司机。

（2）着装要求：在基本防护的基础上，还应根据传染病的危险程度选择适当的防护用品。

（3）隔离衣、外科口罩、鞋套：进入传染病区时应穿戴隔离衣、外科口罩及鞋套。

（4）防护镜：在进行有体液或其他污染物喷溅的操作时，使用防护镜可以防止污染物溅入眼睛。

（5）防护手套：操作人员皮肤破损或接触体液或破损皮肤黏膜时，应该佩戴防护手套。

（6）面罩：有可能被患者的体液喷溅时，使用面罩可有效保护医务人员。

3）严密防护

（1）防护对象：进行有创操作，要给经空气传播的传染患者进行气管插管、切开吸痰等操作和做传染病患者尸解的医务人员。

（2）防护要求：在加强防护的基础上，应使用面罩。

（八）消毒灭菌药械的管理要求

医院感染管理委员会是消毒灭菌药械管理的主要职能部门。感染管理科根据国家相关法律法规，具体负责管理院内所需的消毒灭菌药械的购入、储存和使用并进行监督、检查和指导，若发现问题，需及时向医院感染管理委员会汇报。

采购部门应根据临床需要和医院感染管理委员会对消毒灭菌药械的审定意见进行采购。按照国家有关规定，采购时需查验必要证件，监督产品的质量，并按有关要求进行登记。消毒灭菌药械的使用部门应准确掌握消毒灭菌药械的使用范围、方法、注意事项，掌握消毒灭菌药剂的使用浓度、配制方法、更换时间、影响消毒灭菌效果的因素等，发现问题应及时报告医院感染管理科。

（九）外来手术器械的管理要求

外来手术器械通常是由厂家提供给医院手术室临时使用的手术器械，一般医院不将其视为常规设备，而是将其视为临时借用的手术器械。在管理该类器械方面，应该遵循以下原则。①在使用外来器械、设备之前，需求科室必须向医务处（科）提出申请，经过医务处（科）审核并获取其授权，在征得手术室同意后方可使用。②外来器械厂家应相对固定，便于器械的使用、维护以及管理。③医院相关部门应将同意使用的器械商家以文字形式通知供应室备查，确保设备的安全。④器械提供部门应协助完成器械的清洗管理工作，由手术室护士长负责监管。⑤器械提供部门应将器械清单、相应器械的图片提供给手术室，用以备存。⑥外来手术器械应在手术前 24 小时内送至手术室清洗间进行清洗消毒，清洗消毒后由器械商清点，并在清单上签名，完成本包器械完整性的确认，再由手术室工作人员负责规范包装、灭菌。⑦外来器械的清洗、包装、灭菌、监测需要由手术室工作人员负责，⑧器械商提供器材在临床的可使用程度不在手术室负责范围内。器械提供商必须提供规范、无锈蚀、性能正常的器材，对需要特殊清洗及灭菌的器材必须在清洗前与手术室护士长交接清楚。⑨手术室护士长有权拒绝接受不合格的器械及不规范的包装容器。⑩对植入性手术器械，必须填写植入性器械登记表，包装完毕后交与消毒员核对、签名，并按照植入性器械监测流程完成监测工作。⑪保存好植入性器械登记单，用以备查。⑫器械商应及时按照医院规定的标准缴纳清洗、灭菌、监测等费用。

（十）一次性医疗用品的管理要求

1. 采购与保管

医院在采购一次性无菌医疗用品时，应当遵循"三证"规范，并且定期检查，防止过期。所有的一次性无菌医用品都应当由药械科进行统一采购，任何个人或其他科室都不能擅自购入。为了保证安全，每次购货必须按采购制度执行，严格把控用品质量。药械科应有专人负责，出、入库按要求详细登记。无菌物品应放于阴凉干燥、通风良好的货架上，距地面 ≥ 20 cm，距墙壁 > 5 cm；不得将包装破损，产品失效、霉变的一次性医疗用品下发。

2. 监测与处理

药械科每采购一批一次性注射用品，都要查看厂家的生物监测及热源监测报告，确保其符合国家规定，并且将每批的生物监测及热源监测报告存档，以备审核和查验。临床科室使用前应检查产品小包装有无破损，产品有无不洁、失效等，并负责用后处理工作。每天下午由专人将本科室收集的一次性医疗用品连同其他废弃的一次性医疗用品放置于密闭黄色塑料袋，送暂存间统一处置。

第三节　医院感染监测

对于医院而言，患者的医院感染率反映了其医疗服务水平和安全程度，是一项重要指标。因此，建立一套有效的监督机制，制定适宜的监测方法，及时识别出潜在的风险，并有针对性地采取有力的措施来阻止病毒的扩散。医院感染率是发现医院存在的问题及确定需优先考虑的问题、评价感染控制活动效果必不可少的步骤。监测本身就是降低医院感染率的有效方法。

近几十年，随着科学技术的飞速发展，医疗水平和安全性大幅度提升，卫生保健水平也取得了进步。然而，面对日益复杂的健康问题，如新型药物、新型细菌、免疫系统紊乱、老龄人口的增长，医疗护理工作仍然面临着一定的挑战，因此，需要通过有效的医院感染监测来监控不断变化的感染，发现需要更改的控制措施，以便对可能存在的风险做出准确的预防。

一、医院感染监测目标

（1）医院感染监测的最终目标：减少医院感染及其造成的损失。

（2）医院感染监测的具体目标：提高临床工作人员、医院其他工作人员及管理者对医院感染及细菌耐药的认知程度，使其更加清楚地认识到采取预防措施的重要性。

（3）医院感染监测的趋势目标：①监测医院感染的发生率、分布及流行种类；必要时，在对危险因素进行调节后，可对医院内部或医院之间的感染发生率进行比较并分析结果。②发现新的预防计划中的不足，改进预防计划，并评价预防措施实施的效果。③发现在患者护理过程中需要改进的地方，深入开展流行病学研究，如危险因素分析等。

二、医院感染监测策略

（一）医院感染监测策略标准的特点

（1）简单：能有效降低成本和工作负担，同时通过及时反馈促进各部门参与。

（2）灵活：条件合适时允许更改。

（3）易于接受：可通过调查者的水平和资料质量进行评估。

（4）具有一致性：方法学上采用标准定义等相同的方法。

（5）具有灵敏性：虽然病例查找法的敏感度较低，但若能够多次获得相同的结果，并且发现的病例都具有代表性，那么它就可以有效地预测疾病的发展趋势。

（6）具有专一性：感染监测要求定义精确，并且调查者受过专门训练。

（二）感染监测策略的执行与实施

1. 医院感染监测策略在医院的执行

（1）保证监测系统有效是医院很重要的一项功能。监测必须要有明确的目标，并且要向所有应试者说明监测期。

（2）进行感染监测时相关人员必须开展讨论，发现必要的信息，以及可能支持改进措施执行的既定指标。讨论应当涵盖以下内容：①受监测的患者及其所在的病房。②感染类型和必要的病例相关信息。③监测的频率及持续时间。④信息收集的方式、方法。⑤资料分析、反馈及分发的方法及流程。⑥监测的安全性、完整性以及自主性。

（3）监测的效果取决于医院自身的特征、所要求的目标、可应用的资料和医院工作人员支持的程度等。

（4）监测计划通常由感染控制委员会（ICC）报告给医院管理部门,并要求医院管理部门拨出足够的资金来支持监测计划的实施。

2. 医院感染监测在网络上的实施

医院应在保密的基础上,通过互联网和其他医学相关的平台,与类似医疗机构共同分享感染资料,建立医疗机构间进行比较的标准, 这有利于探寻医院感染发展的趋势, 建立地方、地区、全国或国际网, 更好地预防和控制感染性疾病的传播。其优点包括：①提供技术和方法在逻辑学方面的帮助。②严格遵守现存的准则和临床实践。③通过评价监测的重要性与合法性, 鼓励大众参与。④促进监测经验和方法的交流。⑤加强流行病学研究, 包括对干预措施效果的分析。⑥帮助国家或地区从范围和数量方面进行评估, 从而促进资源的国家和国际分配。⑦采用标准方法和修正率, 为医院进行相互之间的有效比较提供可能。

三、医院感染监测方法

对感染患者进行简单统计, 从其结果中可以获得的信息较为有限, 很难解释、解决实际问题。进行医院感染监测, 需要更深入的资料, 以全面描述人口基本特征的问题以及证实该问题的重要性。因此, 为了更好地监测并分析危险因素, 医疗机构不仅要收集感染患者的信息, 还要收集非感染患者的信息, 只有这样, 才能计算出感染率以及危险修正率。

被动监测通常包括实验室监测资料、出院后病历记录、医生或护士做出的感染报告等,此类监测敏感度较低。因此,推荐使用主动监测感染的方法,即现患调查或发病率调查。医院感染监测过程中的重点为：①主动监测（现患调查和发病率调查）。②目标监测（部位、病房、优先项目）。③受过良好培训的调查者。④标准化方法。⑤用于比较的危险修正率。

（一）现患调查（横断面调查）

现患感染是在指定的时间内, 全院或抽选的病房患者中发现的所有感染患者。在典型的现患调查中, 经过培训的调查小组应每天巡视每位住院患者, 查阅其医疗和护理病历, 与发现感染患者的临床工作人员交流, 收集患者的危险因素资料, 检查的结果即为现患率。现患率的主要影响因素有患者住院天数（患者住院时间越长, 获得感染的危险越大）和感染天数。

现患调查简单、快捷, 相对来说耗资较少。同时, 这种全院范围的跨部门活动, 不仅能够增强临床工作人员的医院感染意识, 还能够让感染控制小组的工作更加透明。在开展重大的长期监测活动之前，应先进行一次现患调查，以便更好地了解各个病房、各种感染性疾病类型以及感染患者的当前状况，为接下来的监测工作做好准备。通过多次比较病房、科室或医院间的感染率，反复开展现患调查，可以更好地掌握感染的发展趋势，从而更有效地预防和控制疾病。

（二）发病率调查（持续或纵向调查）

新感染预测，又称发病率监测，是一种对指定时间内特定人群中的所有患者进行监测的调查方法。这种监测可提供患病率、罹患率和发病率，如表6-3所示。通过发病率调查，可以更准确地识别出不同的感染率，并且可以追踪感染的变化，将感染与危险因素紧密结合，从而可以比较不同医院间和病房间的差异。

表6-3　患病率、罹患率和发病率的计算

	计算公式	举例
患病率	研究阶段的感染患者数量 ÷ 同期被观察的所有患者的数量 ×100%	100位住院患者的医院感染（NI）患病率（%）；100位住院患者的尿道感染（UTI）患病率（%）
	研究阶段的感染患者数量 ÷ 同期暴露的患者数量 ×100%	100位导尿患者的UTI患病率（%）
罹患率	指定时间内的新感染数 ÷ 同期被观察的患者数 ×100%	100位住院患者UTI的罹患率（%）
	指定时间内的新感染数 ÷ 同期暴露的患者数 ×100%	100位手术患者的手术部位感染（SSI）罹患率（%）
发病率	指定时间内新的医院感染数 ÷ 同期患者住院日总数 ×1 000%	1 000位患者住院日的血流感染（BSI）发病率
	指定时间内与器械相关的新感染数 ÷ 同期器械使用日总数 ×1 000%	1 000位患者呼吸机装置使用日的呼吸机相关性肺炎的发病率

由于进行有效的疾控检测所耗费的资金、时间以及人力成本很高，因此一般只选择高危病房在动态的基础上开展此项监测，或在限定时间内重点开展某种特定感染或专科的监测，如在外科开展为期3个月的监测。近来的趋势是开展"目标性监测"，包括以下几种。

（1）以部位为目标的监测：重点监测经常发生的且对死亡率、发病率、成本（如额外住院日、治疗费）有意义的、可以避免的感染，并采取有效措施来防止这些感染的发生。常见的重点部位感染有：①呼吸机相关性肺炎（高病死率）。②手术部位感染（是导致住院日延长、增加损失的最大因素）。③原发性（血管内装置）血流感染（高病死率）。④多重耐药菌（如耐甲氧西林金黄色葡萄球菌、克雷伯菌、产超广谱β-内酰胺酶细菌）。这种监测主要以实验室检查为基础，通过实验室检查，可以获得有关微生物分布、抗生素敏感性等方面的信息。

（2）以病房为目标的监测：以病房为核心，采取全面的监测措施，确保高危病房的安全，包括重症监护病房、外科病房、肿瘤或血液病房、烧伤病房、新生儿病房等。

（3）以重点项目为目标的监测：开展与某部门有关的特殊项目监测（如长期护理的留置导尿患者的尿路感染）。

（三）各种比率的计算

（1）监测多重耐药菌,应考虑以下 3 个主要指标：①分离菌的抗微生物耐药菌株的百分率，例如耐甲氧西林金黄色葡萄球菌（MRSA）的百分率。②期间患病率，观察期内某人群 MRSA 新旧病例数 / 同期平均人口数；③发病率，一定时期内某人群中某病新病例数 / 同期该人群暴露人口数。

（2）患病率和发病率的分母为受到监测的所有人群或接触某种危险因素的患者。

（3）罹患率可以通过采用估算同期分母（如入院或出院患者数、手术量）计算出简单的感染比例的方法来进行估算。

（4）发病率可通过计算暴露于危险因素的天数、患者住院天数或随访天数得出。相较于现患率和罹患率，发病率能更清楚地反映感染的危险性，更利于进行部门间的比较。

参考文献

[1] 郭佳鑫，孟杰．医院管理信息化在突发公共卫生事件中的作用和对策研究 [J]. 中国管理信息化，2022，25(21): 189–192.

[2] 蒋飞，孟凡有，陈骏，等．现代医院管理精要 [M]. 北京：科学技术文献出版社，2019.

[3] 蒋芬芬，许建江，韩炳江，等．信息化新形势下医院管理模式的发展研究 [J]. 中国卫生标准管理，2022，13(13): 34–37.

[4] 李曲温．医院感染控制专科护士培养模式指标体系的构建研究 [D]. 太原：山西医科大学，2018.

[5] 刘楠．W 附属医院公共卫生事件应急管理研究 [D]. 昆明：云南财经大学，2022.

[6] 刘祎，张敏，兰霞．医院突发公共卫生事件应急管理现状及应对路径 [J]. 科学咨询 (科技·管理)，2023，(3): 29–31.

[7] 吕志兰．医院感染管理与急危重症护理 [M]. 北京：中国纺织出版社，2021.

[8] 孟群．中华医学百科全书：医学教育学 [M]. 北京：中国协和医科大学出版社，2018.

[9] 倪文喻．重大疫情下民营医院参与公共卫生应急管理的对策研究 [J]. 卫生软科学，2023，37(6): 46–48.

[10] 秦环龙，范理宏．现代医院管理实用操作指南 [M]. 上海：上海三联书店，2017.

[11] 任俊男．突发公共卫生事件中公立医院应急管理体系优化研究 [D]. 大连：辽宁师范大学，2022.

[12] 沙琨，王洵．智能医学教育 [M]. 武汉：湖北科学技术出版社，2019.

[13] 隋洪玉，李晶．医学教育学概论 [M]. 北京：知识产权出版社，2019.

[14] 孙逸璠，闫生方．互联网时代下公立医院卫生应急管理联盟构建的路径与协同策略 [J]. 经济师，2023，(2): 15–17.

[15] 孙振桓，代伟，金新政．现代数智化对医院管理的挑战 [J]. 卫生软科学，2023，37(6): 49–51.

[16] 王明强．中国古代医学教育思想史 [M]. 北京：中国中医药出版社，2018.

[17] 王艳．强化现代医院管理制度对医院管理中不良事件的影响分析 [J]. 中国社区医师，2022，38(33): 157–159.

[18] 韦忠恒，黄秀峰，文建军，等．临床实践教育教学改革探索 [M]. 重庆：重庆大学出版社，2021.

[19] 辛丽丽．浅析加强医院文化建设在医院管理中的必要性 [J]. 文化创新比较研究，2022，6(33): 177–180.

[20] 余雄武，邓星梅，张明清，等．医院管理实战：上册 [M]. 昆明：云南科技出版社，2021.

[21] 张锦英，陈权，杜英杰．医学教育改革新探索 [M]. 北京：中国协和医科大学出版社，2019.

[22] 张嵘．医院感染管理专职人员核心能力评价指标体系的初步研究 [D]. 太原：山西医科大学，2017.